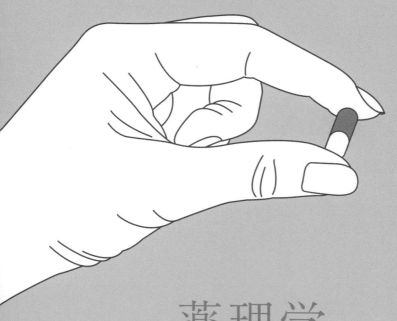

薬理学
からみた
漢方薬

A pharmacologist's perspective
on Kampo medicine.

櫻井裕之

Hiroyuki Sakurai, M.D.,Ph.D.

薬理学からみた漢方薬

はじめに

　この本は、檜山幸孝先生の漢方講座、玄武塾から生まれました。玄武塾は檜山先生が後進に残すべき漢方を教育するために 2018 年から始まったのですが、薬理学から見た漢方について話してほしいとご依頼を受けました。研修医時代もツムラの手帳を見ながら漢方エキス製剤を処方したことはありましたが、10 年以上前、杏林大学に赴任して医学生の薬理学の講義をすることになり、その一部に漢方薬についての講義があったのが、私の漢方との本格的な出会いです。杏林大学医学部での漢方の講義も薬理学の 1 コマから和漢医学概論として独立し 12 コマを数えるようになりました。その後、漢方の臨床にも関わるようになりますが、薬理学のフレームワークの中で漢方薬について教育していく中で考えたことを玄武塾でお話し、それを膨らませた形のものが本書であり、多くの先生方のように、漢方の臨床や古典の研究からという入口ではありませんでした。

　そうすると、難しい漢方理論なしで漢方を使いましょうというマニュアルかと期待されるむきもあるかもしれませんが、残念ながらそうではありません。漢方薬は、多くの西洋薬のように厳格な臨床試験を経て承認されたわけではありません。これまでの長い経験から有効

性、安全性が担保されているとして承認されています。西洋薬の処方に、臨床試験からの情報のエッセンスというべき添付文書が必要であるように、漢方薬にも、その薬が承認されたコンテキストがあるわけで、それを無視して使うべきではないと思います。しかしながら、多くの病気の分子機序が解明されてきた現代医学からみると、古代中国の陰陽五行の理屈がないと使いこなせないというのも違和感を覚えます。機序はともかく、有効性や安全性を検証するなら西洋医学の臨床試験のスタンダード、ランダム化比較試験をやればいいのですが、それだけではもったいない。そもそも、安価な漢方薬のために多大な費用を要するランダム化比較試験をやることは今後ほとんどないだろうと思うのです。症例報告やケースシリーズレベルではありますが、漢方薬にもエビデンスはあります。それを検証試験によりエビデンスレベルを上げるよりは、漢方薬がどのような病態にどうして有効なのかを解明することが、新たな医学・生命科学の発展につながるのではないか、というのが、もったいない、といった言葉の裏にあります。

　詳しくは本文を読んでいただきたいのですが、病気を単一分子の異常に還元できないかという方向で進んできた西洋医学に対して、複数

の成分の相乗効果で複雑系である人体の恒常性を回復するようにもっていく漢方薬は、薬理学的に見てもとても興味深いものであり、未来の治療学の行方を示しているのかもしれません。その一方で漢方薬を基礎医学の世界に閉じ込めるのではなく、薬理学的視点を持つことで、臨床での漢方薬の運用に役立つようにと願って書きました。

　本書の生みの親である檜山先生とあかし出版のスタッフの皆様、臨床の機会を頂いている証クリニック、初めて漢方の臨床にお誘いいただいた新宿つるかめ会の西元慶治先生、そして日々新たなことを教えてくださる患者さん、薬理学者による、かなり型破りな和漢診療学の講義を受けてくれた杏林大学医学部の学生さんに謝意を表したいと思います。

櫻井　裕之

薬理学からみた漢方薬

目次

第1章

現代医療の中での漢方医学

1. 主役から脇役になった漢方医学

　医学教育モデルコア・カリキュラムに漢方薬や漢方医学が記載され、日本の医学生は卒業までに漢方に必ず触れることになっているし、大多数の臨床医に漢方薬処方の経験があるという現状から、明治維新とともに一旦は捨て去られた漢方医学が復権してきているように見える。

　しかしながら、現代の漢方医学は、古来本邦で行われていた漢方医学とは異なるものだと考えるべきである。キリスト教伝来以前の時代では医学といえば漢方医学であり、江戸時代に蘭方（オランダの西洋医学）が入ってきてもなお主流は漢方医学だったのに対して、現代での医学の主流は西洋医学であり、臨床の現場で漢方が使われていても、あくまで西洋医学の補完的手段としての漢方医学という立ち位置なのである。

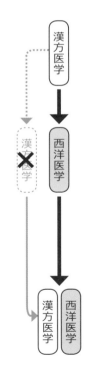

2. 喉のつまりは半夏厚朴湯でいいか？

　半夏厚朴湯という漢方薬は、原典である金匱要略に「婦人の咽中、炙れん（炙り肉）」すなわち、女性の咽にあぶり肉があってつかえているような状態に使うと書かれているが、現代の医療の中で、咽（のど）のつまりを訴える患者に対し、いきなり半夏厚朴湯を処方することは不適切であり、漢方治療で症状が軽快したとしても、食道がんや咽頭疾患などの除外を行う必要がある。

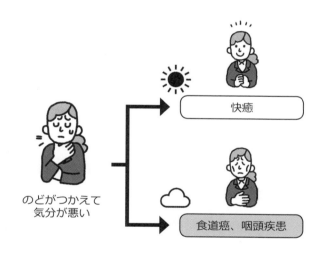

のどがつかえて
気分が悪い

快癒

食道癌、咽頭疾患

WORD TERM

医学教育モデルコア・カリキュラム

医学部のカリキュラムのうち、全大学で共通して取り組むべきコアの部分を抽出してモデルとして体系的に整理したもの。当初の理念では 2/3 をこの習得にあて、残りを各大学独自の教育内容を盛り込んでカリキュラムを作成することになっている。漢方医学・漢方薬もモデルコア・カリキュラムの項目となっている。

3. 西洋薬と同じ土俵で戦うか？

　それでも漢方薬が広く使われている現状から、西洋医学だけでは患者の不調に対処しきれない、いわゆるアンメットメディカルニーズが存在することを痛感させられる。

　このような臨床体験から漢方医学の有用性を確信したためであろうか、西洋医学の土俵で勝負して漢方薬のエビデンスを確立することが大切であるとする意見をよく聞く。

　質の高いエビデンスを確立しようとするとランダム化比較試験が必要となるが、試験にかかる手間と費用、さらに、漢方薬が有用なのは、多くの場合器質的でない愁訴、すなわち西洋医学的には放置しても重大な転帰にならない状態であることを考えると、そのような臨床試験が計画・実行される可能性は低いであろう。筆者は、そのような検証的な試験ではなく、西洋医学では器質的疾患とみなされない訴えに対処できる漢方治療があるなら、それを手がかりにその愁訴の病態を解明していくような、探索的アプローチが有用であると考える。

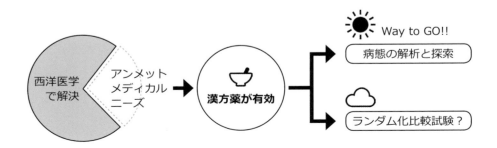

4. たとえば五苓散の有効な頭痛

　漢方薬に懐疑的な人にその効果を印象づけたいと思ったら、筆者なら低気圧がきたときに出現・増悪する頭痛への五苓散を第一候補に挙げる。多くの漢方関係の書籍にそのような使い方が書いてあり、筆者の経験からもほとんど例外なく有効であると感じている。

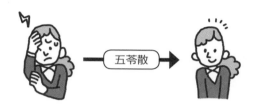

　西洋医学から、この"低気圧関連頭痛"についてどう捉えているかを調べるため、日本頭痛学会の慢性頭痛診療ガイドライン（2013年）を読んでみたところ、"低気圧関連頭痛"といった記載はなかったが、偏頭痛や緊張型頭痛の増悪因子として、天候や温度の変化がグレードB-Cとして挙げられていた。
ちなみにこのガイドラインでは、頭痛に漢方薬が有効かというクリニカルクエスチョンに対する答えとして、"漢方薬は予防薬あるいは急性期治療薬として長期にわたり使用されており、経験的あるいは伝統的には効果・安全性の両面から有用であると評価されている。これらを裏付ける科学的エビデンスも近年集積されつつあ

WORD TERM

エビデンス

診療行為への科学的根拠のこと。診療に対してなのでヒトを対象とした研究が対象となるが、研究デザインにより根拠の強さがレベルとして分けられる。一番弱いのが、専門家の意見、それより強いのは順に、症例報告、処置前後の比較などの前後比較，対照群を伴わない研究、ケース・コントロール研究（後ろ向き研究）、ランダム割付を伴わない過去のコントロールを伴うコホート研究、ランダム割付を伴わない同時コントロールを伴うコホート研究、少なくとも一つのランダム化比較試験、ランダム化比較試験のメタアナリシス、となり、ランダム化比較試験のメタアナリシスが最もレベルが高い。漢方で高名なXX先生のご意見だから、というのは一番低いレベルということになる。

り、予防薬として推奨可能である"とグレードBの推奨であり、処方
として解説されていたのは、呉茱萸湯、桂枝人参湯、釣藤散、葛根湯
であった。

慢性頭痛診療ガイドライン（2013）において グレードB（予防薬として推奨可能である）に 挙げられている漢方薬	呉茱萸湯
	桂枝人参湯
	釣藤散
	葛根湯

　このように、漢方治療を排除するようなものでなく、むしろ好意的
なガイドラインのなかで、"低気圧関連頭痛"と五苓散に言及がなかっ
たのはなぜか？

　そういえば、医学部での講義で、"低気圧関連頭痛"という頭痛を習っ
た記憶はない。気圧そのものが頭痛に関連しているのか、曇ってジメ
ジメした天気のためになんとなく憂鬱になって頭痛になるといったも
のなのかよくわからない。

　このように西洋医学で厳密に定義できない病態に対して、五苓散の
有効性を検証するランダム化比較試験を行うのは困難であろう。むし
ろ"五苓散反応性頭痛"として、どのようなメカニズムで頭痛が起き
たり、増悪したりするのかを探索することにより、頭痛の病態生理の
解明がさらに進むのではないかと思う。あとで詳述するが、五苓散が
水代謝に作用する漢方薬であることから、脳内の水バランスが頭痛に
どう関連するのかといった研究に発展できるのではないか。

5. 漢方医学も変化している

　かつての漢方医学との違いとして、西洋医学の枠組みの中での漢方医学について述べてきたが、漢方医学そのものも変化している。

　漢方診療には大別して、日本の伝統的な漢方流派に由来する日本漢方と中国ないし台湾で行われている中医学に基づいた、病態、診断、治療のロジックがある。日本漢方も、古方派、後世派、折衷派、考証学派などいくつかに分かれているし、中医学の中にも様々な流派がある。

　さらに、西洋医学的診断に基づいて漢方薬を使う、いわゆる病名漢方も行われている。病名漢方であれば、診断までは西洋医学で行うので、西洋薬とのランダム化比較試験が可能であるが、前述したように、現代の漢方治療が西洋医学では解決できない病態に使われることが多いことを考えると、西洋医学的診断がつかない→病名が決まらない→漢方薬も決まらない、となって手詰まりになってしまうことが多いであろう。

| 西洋医学的診断がつかない | 病名が決まらない | 漢方薬も決まらない |

WORD TERM

ランダム化比較試験

試験対象をランダムに抽出し、それをランダムに治療群と対照群に振り分け、治療効果を検定する試験方法。バイアスをなくすため、研究者も被験者もどちらの群に当てられたかわからない盲検化をする。そのため、対照群の被験者にも、薬理効果がないが、それ以外区別のつかないプラセボが投与される。あらかじめ標準的治療が確立されていれば、対照群はプラセボでなく、標準的治療薬が投与されることもある。試験開始前に評価項目であるエンドポイントを決めておく。単一の試験では最もエビデンスレベルが高く、通常は新薬承認に至る最終的な検証試験として行われる。多額の費用が必要である。

ガイドライン

診療上の重要度の高い
医療行為について、エ
ビデンスのシステマ
ティックレビューとそ
の総体評価、益と害の
バランスなどを考量
し、最善の患者アウト
カムを目指した推奨を
提示することで、患者
と医療者の意思決定を
支援する文書（Minds
2016）であり、専門
家がエビデンスを整理
してくれたものだが、
目の前の患者さんに当
てはまるかの判断は現
場の医師が行うべきも
のである。

病名漢方

漢方理論や診断（証の
決定）を行わず、西洋
医学的診断に基づい
て漢方薬を投与するこ
と。エキス剤にも西洋
薬同様添付文書があ
り、そこに漢方的適応
が書かれている。西洋
薬も添付文書に従って
投薬するなら、漢方薬
についても同様にする
べきであり、それが守
られれば、純粋な"病
名漢方"はなくなるは
ずであるが。

　そうなると、現代日本で漢方治療をするためには、日本漢方であれ、中医学であれ、西洋医学とは別の病態、診断、治療のロジックを学ぶ必要があると思われる。

　将来的に漢方的に異常のある病態を西洋医学の分子レベルで解明することができれば、西洋医学の優れた診断技術により漢方薬の適応病態が決められる日がくるかもしれない。

6. 最も大きな変化は漢方薬の剤形ではないか？

　病態の捉え方や診断法もさることながら、伝統的な漢方医学と現代の漢方医学の大きな違いは、漢方薬そのものにある。

　漢方薬は生薬の組み合わせだが、2000年くらい前に成立したといわれる最古の生薬の書物、神農本草経に記載されている生薬と現代の我々が利用している生薬が同じものであるという保証はない。

　漢方薬の処方名の一番最後を見てもらうと、湯、飲、散、丸で終わるが、これが本来の剤形である。湯や飲は煎じ薬であり、生薬を温水で抽出したもの、散は生薬を粉末にしてそのまま服用させるもの、そして丸は散剤を蜂蜜などで固めて丸めたものである。

名称	例	特徴
○○湯	麻黄湯、桂枝湯　等	煎じ薬（生薬を温水で抽出したもの）
○○飲	茯苓飲、温清飲　等	
○○散	五苓散、加味逍遥散　等	生薬を粉末にしてそのまま服用させるもの
○○丸	六味丸、八味地黄丸　等	散剤を蜂蜜などで固めて丸めたもの

　このような古典的な製剤も使用されているが、現在の主体はエキス剤である。生薬を煎じてできた液体を濃縮乾燥したものである。漢方医には、エキス剤での治療は邪道であり、古典的な剤形、とりわけ煎じ薬（湯液）で治療すべきだという人も多いであろうが、筆者はエキス剤の普及が漢方薬の復権に大きな役割を果たしたと考えている。

散や丸剤は薬局で調合することも可能だが、湯液は生薬を患者さんに渡し、それを自宅で煎じて服用してもらうことになる。煎じる過程で生薬の揮発成分が空中に放出され、漢方薬独特の匂いがでる。この香りを嗅ぐことが治療効果につながるという人もいる。確かに鼻粘膜からも体内に吸収される可能性があるし、逆にこのような成分は、煎じる過程で飛んでいってしまい、最終的な煎じ液の中には残らなくなる可能性がある。漢方薬が奏功している場合、患者さんはその味や香りを好むことが多いといわれるが、湯液治療では煎じながらのアロマセラピーも兼ねることになり、エキスより効くのではないかという気になる。

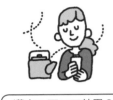

漢方のアロマ効果？

　しかしながら、現代の忙しい社会生活の中で小一時間（生薬によってはもっと長い時間）を、煎じ薬のために使える人は多くないであろう。多忙でストレスフルな生活を送っている人に、煎じ薬タイムとして日常から離れる時間を作ってあげるのも治療的な効果があるのかもしれないが、煎じ薬を作ること自体がストレスになるようでは逆効果である。

　また、エキス剤はアルミパウチを開けなければ長期間安定して品質が保てるが、煎じ薬はせいぜい2日までであろう。また、集合住宅で漢方薬の臭いが気になる人が近隣にいると諍いが起こるかもしれない。旅行に携帯できないのも不便な点である。

こういった、患者さんのアドヒアランスに関する問題はあるが、湯液（とそれに代表される古典的な調剤法）処方を主張する人は、診断に合わせて、構成要素である生薬を加えたり減らしたり（加減方）、レディメイドのエキス剤では複数服用しなければならないものも、合方して一つの処方で出せたりすることから、究極の個別化医療として、そのメリットを捉えておられるのだと思う。

とはいえ、現代人の多くが既製服を選び、ごく一部の人がテイラーメイドの服を仕立てているように、少なくとも日本では、レディメイドの漢方薬であるエキス剤の方が広く普及している。

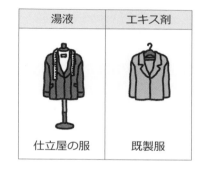

湯液	エキス剤
仕立屋の服	既製服

発売された当初のエキス剤には有効性が十分でなかったとの批判があったからか、1985年に、エキス製剤に対し、湯液との同等性を確認する必要があるとの通知を当時の厚生省が出している。同じ処方名のエキス製剤でもメーカー間で生薬の使用量が異なることがあるので、同じ処方名の漢方薬が湯液でもどのエキスでも同じ効果であるというのは保証できないが、少なくとも煎じ薬から濃縮乾燥してエキスにする過程では有効性が変化することはなく、同じメーカーのエキス剤と煎じ薬は、同一のレシピに準拠しているならば、同等とみなしてよいということになる。何をもって漢方薬の有効性を評価するのかなど、つっこみどころの多い問題ではあるが、漢方エキス製剤で十分治療効果の上がっている患者さんが相当数いることは確かで、アンチエ

キス剤派でも、エキス剤に全く薬効がないとは言えないであろう。

coffee break　**自国の伝統的治療を嫌がる人たち**

　筆者は10年以上アメリカで暮らしたが、多くは研究室で過ごした。研究職は洋の東西を問わず収入がよくないので、普通の白人はめったにいない。研究室のトップは白人でも、研究員は、中国人、インド人、ロシア人などの多国籍混成部隊であることがほとんどであった。

　彼らが病気になると、自国の伝統医学で治すのかと思うとさにあらず。むしろ、自国の伝統医学を嫌っているようなのだ。腰痛のインド人は、ヨガやアーユルベーダを信用せず、鍼治療を受けていたし、中国人が漢方薬を服用するのをみたことがない。彼らはむしろ西洋薬の方を好んでいた。

7. エキス剤 VS 湯液

　このエキス剤と湯液についての議論は、薬をどうと
らえるかというところに行き着き、極言すると、湯液
は薬機法上の医薬品といっていいのかという疑問につ
ながる。

　日本の医薬品に関する法律である薬機法の正式名称
は、"医薬品、医療機器等の品質、有効性及び安全性の
確保等に関する法律"という。この名称からお分かり
になると思うが、医薬品で確保されなければならない
性質の第一は品質なのである。

　湯液では、生薬の混合物から有効成分を温水抽出す
るという過程を患者に委ねることが品質のばらつきに
つながらないかという懸念を拭えない。また、湯液治
療が個々の患者に合わせての含有生薬の加減を前提と
しており、一定数以上の比較的均質な患者に同じ薬物
ないしプラセボを投与して効果を比較するという臨床
試験のやり方と根本的に相容れない。西洋医学での個
別化医療といっても、薬物代謝酵素の遺伝子型で投与
量を調節するとか、がん細胞の治療標的の発現状態に
応じて薬物の種類を変更するといったもので、ある程
度の数の患者で実証されたバイオマーカーに応じた薬
物療法の変更であり、個々の患者の漢方診断で処方を

臨床試験

医学で、臨床とつけば、
ヒトを対象とした、と
読み替えると良い。細
胞や動物を使った試験
は非臨床試験である。
獣医が動物の病気のた
めに、その動物を対象
に試験をするときは臨
床試験になる。

決めていく湯液治療における加減方とは異なる。

　将来、漢方による診断に生物学的根拠が同定され、治療法を決定するようなバイオマーカーが見つかれば、東西の個別化医療は近づくのかもしれないが、現時点で湯液治療を西洋医学の枠組み、特に臨床試験のなかで扱うのは難しい。

　これに対してエキス剤は品質の変動が少なく、臨床試験の使用にも違和感が少ない。個々の生薬のことを知らなくても、エキス剤の適応に合わせて処方することができることから、西洋医学のトレーニングを受けた医師でも投与できる。エキス剤の均質性、保存性や携帯性から、西洋医学の枠組みの中でも使いやすく、それによって漢方薬の可能性を知った医師も少なくないであろう。

　現在の医学教育のカリキュラムで生薬から湯液の処方を自由に組み立てられるようにする教育は物理的に不可能であり、西洋医学のアンメットメディカルニーズに対応するには現在のエキス剤のみでもなんとかなり、エキス剤は臨床試験にも利用できそうであることから、現代の漢方医学はエキス剤中心になっていくのは、西洋医学の枠組みの中での漢方医学という構造から必然の流れのように思える。

　ところが、保険医療の中では、約300の生薬に保険適用がある一方、保険適用される医療用漢方エキス製剤は148、適用外の一般用漢方製剤294であり、一般用漢方製剤で医療用にないものを保険の中で処方しようとすると、湯液で処方するしかない。

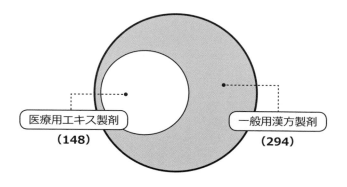

医療用エキス製剤
（148）

一般用漢方製剤
（294）

WORD TERM

一般用漢方製剤

一般用医薬品は、医師による処方箋なしで購入できる医薬品のことで、薬局のカウンターで購入できるので OTC（Over the counter）薬ともいう。医師の処方箋が必要な医薬品は医療用医薬品という。西洋薬では医療用医薬品のうち使用実績があり副作用の危険の少ないものを一般用医薬品にする（スイッチOTC）流れがあるが、漢方製剤では、医療用としての使用実績がないものが一般用漢方製剤として医療用漢方製剤よりも多く認可されている。

　湯液の処方では生薬の量や組み合わせに無限の組み合わせがあるが、エキス剤では、標準的な処方に集約している。風邪の初期で葛根湯を処方したいが、高齢者であり麻黄を減らしたいという状況があるとすると、湯液では、他の成分はそのままにして麻黄を半分にするとか３分の１にするとかできるだろう。エキスでは麻黄の入った葛根湯エキスか、麻黄の入っていない桂枝加葛根湯エキスということになる。

　一般用漢方製剤、医療用漢方製剤、生薬、それぞれの保険適用の状況から推測すると、完全に個別化するなら湯液で処方し、標準的なレディメイドのものでよければ、医療用の 148 あればよくて、294 も要らないということなのだろうか。保険適用の範囲内でエキス製剤を処方しようとすると、前述の高齢者への葛根湯の投与のように、洋服でいうと M サイズと L サイズの中間がほしいけどどちらかでなんとかせざるを得ない

ような状況になることもある。

　個々の生薬をエキス化して、それらを組み合わせて湯液みたいに処方するやり方もあるかもしれないが、10 の生薬によりできている処方では 10 種類組み合わせなければならず、それを患者さんに任せるとすると、間違いもおきやすい。

　現代の医療にエキス製剤の方がなじむことは確かなのだが、保険適用の医療用製剤とそうでない一般用製剤の区別が、筆者にははっきりしない。294 の漢方製剤の有効性や安全性を再評価して、どれを医療用にするかの見直しが定期的に行われてもいいのではないかと思う。

8. 剤形を超えた漢方薬の薬理学的特徴

　漢方製剤の有効性、安全性を評価するにあたって、漢方医学的な発想に基づく薬物の見方も必要であろうが、漢方薬の特徴を現代医学の観点から見直すことも有用だと考える。

　エキス剤が湯液と比べれば、西洋薬に近い感覚で使えると述べたが、漢方薬は多くの成分を含む生薬を混合して成り立っており、西洋薬の合剤やいくつかの成分を含む約束処方とは、根本的に違う薬物だと考えている。その漢方薬のユニークさを現代の薬理学からどのように見ることができるかを以下に述べてみたい。

　薬理学というと基礎医学であり、大方の読者にとっては忘却の彼方にあるのかもしれないし、医学生時代に苦労した忌むべき科目であるかもしれない。本書では、漢方薬を処方する臨床家の頭の隅に入れておくと役に立つかもしれない薬理学の基礎に触れながら、できるだけわかりやすく解説していきたい。

第2章

薬理学とは

漢方薬の薬理学的な特徴を論じるのに必要な薬理学の予備知識を1-4で述べる。薬理学について知識のある人は読み飛ばして、漢方薬について論じる第3章に進んでいただいて構わない。

1. 薬理学で解明すべきもの

　薬理学は、薬物、すなわち治療のために投与された異物の働きを解析する学問であり、薬物と生体との相互作用を、2つに分けて考えることが多い。

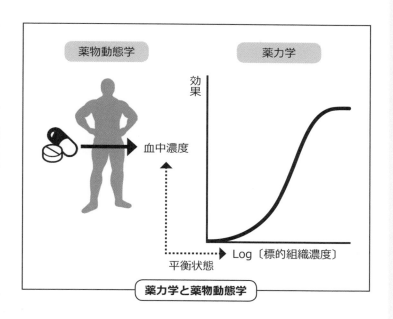

薬力学と薬物動態学

　1つ目の視点は、薬物が生体にどのような作用をするかということで、**薬力学**と呼ばれる。薬物が生体内のどの分子にどのように結合し、その結果その分子の機能を高めるのか、阻害するのか、といった疑問に答えていくことになる。定量的には、薬物濃度を横軸に、反応を縦軸にとった用量反応曲線を得ることを目標と

薬力学、薬物動態学

薬物の作用メカニズムの解明が薬力学（Pharmacodynamics, PD）、体内で薬物がどうなるかを解明するのが薬物動態学（Pharmacokinetics, PK）である。新薬開発のみならず薬物の投与に際しても重要である。

する。

　2つ目の視点は、生体が薬物をどう扱うかということで、**薬物動態学**と呼ばれる。薬物動態学では、投与された薬物が生体内に取り込まれ、標的分子にたどり着くまでの過程を調べることになる。具体的には、人体のどこでどうやって吸収され、血中に入って、どのように分布し、どこでどのように代謝され、排泄されるかといった疑問に答えていくことになる。薬力学では用量反応曲線を得るが、薬物動態での一般的なグラフは、横軸に投与後の時間、縦軸に血中濃度をとった、薬物血中濃度の時間経過である。このグラフから、投与した薬物のどれだけが全身循環に入ったか、どのようなスピードで体内から消失していくか、などを読み取ることができる。以下、漢方治療に使う漢方薬について、この両面から考察していきたい。

2. 薬物療法の歴史と薬理学の成立

　洋の東西を問わず病気や怪我に対して主
に植物由来の天然物を投与していた。最
も原始的な時期では、病人に有毒の植物
や動物由来のものを与えて病気をおこし
ている悪霊を排除するという行為が薬物
療法の出発点だったようである。薬理学

天然物が投与された

Pharmacology のもとになったギリシャの言葉に pharmakon というの
があるが、これは病気を治す魔法のような意味で、大昔の西洋でも薬
物により病気が軽快するという現象はあったが、それは魔法のようで、
どうしてその薬物の服用により病気が治るのかは全く分からなかった
ということだった。

　世界各地で、年代に差はあるが、神農本草経を編んだとされる神農
（これも一個人ではなく、多数の治療者の合体像であろうと考えられて
いる）のように、いろいろな天然物を自ら服用するか病人に投与する
かして、試行錯誤を繰り返すうちに経験の集積により薬物療法が確立
していった。

　近代になり、西洋では化学や生理学の発達とともに薬物療法を科学
の目でみるようになった。19 世紀半ばにはじめて薬理学の実験室がで
きたというから、医科学としての薬理学は 150 年足らずの歴史だと言
うことができる。

一方、西洋科学の黎明期である啓蒙主義の時代には中国医学はかなり完成されたものとなっており、薬物療法に彼らなりの理論的裏付けがあったことが、現代科学による解明を遅らせたともいえるし、西洋医学とは全く違った発想の薬物療法が生き残ったともいえるであろう。

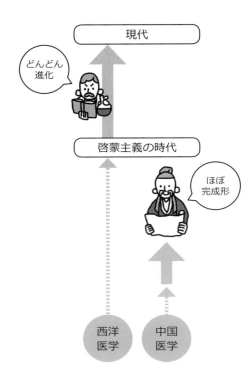

3. 現代薬理学による薬物作用の基本

3-1 結合なくして作用なし

前述したように、科学的知識のない人がみると、苦しんでいた病人が薬物で治るのは魔法のようであり、薬には人智を超えた魔法の力があると考えたのも無理からぬことだとは思うが、薬理学が近代医学の一部門として成立するためには、薬の働きが物理、化学の法則により説明されなければならなかった。現代薬理学では、薬物の作用機序は以下のように考えられている。

薬物が作用する組織の細胞には薬物が特異的に結合する**標的分子**がある。標的分子は多くの場合**蛋白質**で、薬物の結合によりその**立体構造**が変化し**機能**が変わる。

```
薬物の作用機序
●薬物が作用する組織の細胞には薬物が特異的に結合する標的分子がある
●標的分子は多くの場合蛋白質で、
 薬物の結合によりその立体構造が変化し機能が変わる
```

3-2 情報伝達に関わる分子を標的にする

人体の大きさから比べるとほんの僅かな量の薬物で、人体の機能に目に見えるほどの変化を起こすことができるが、薬物は体内のごく一部の分子にしか作用していないのである。では、どんな分子であれば、

その機能の変化が全身におよぶ大きな変化をもたらすかというと、情報伝達を担う分子か細胞の機能（形を変える、移動する、収縮・弛緩する、代謝を上げる・下げるなど）に関わる分子である。

　多細胞生物であるヒトが個体として生存するためには、個々の細胞が協力して生命活動を行う必要があり、それを可能にしているのは神経、ホルモンなどによる情報伝達の仕組みである。その司令が実行組織の細胞に伝わると、細胞はそのふるまいを変えることになる。

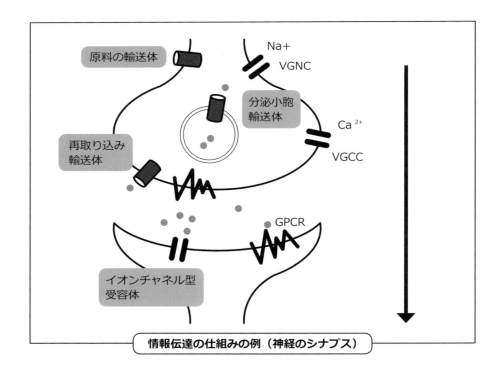

情報伝達の仕組みの例（神経のシナプス）

　この一連の流れにかかわる分子の機能を薬物の結合により変化させ

ることができれば、人体に明らかな変化を起こすことができることになる。情報伝達や細胞機能に関わる分子はほとんどが蛋白質であり、薬物の標的の大部分もまた、蛋白質である。

3-3　薬物と標的分子の特異的結合がおこるメカニズム

　蛋白質は 20 種類のアミノ酸が結合してできた分子である。アミノ酸はアミノ基とカルボキシル基を持つが、そのほかに色々な性質の側鎖をもっており、隣同士のアミノ酸はアミノ基とカルボキシル基がペプチド結合と呼ばれる共有結合を作ってつながるが、近傍あるいはかなり離れた位置のアミノ酸同士が、側鎖により相互作用することができる。

　この相互作用はアミノ酸のひとつであるシステイン同士であれば共有結合を作るが、それ以外は共有結合よりは弱い力である、水素結合や分子間力、疎水相互作用といった力で引き合うことになる。そうやって、蛋白質は特定の立体構造（三次構造）をとるが、これが蛋白質の機能に決定的に重要である。蛋白質の三次構造は、日本蛋白質構造データベース（PDB j；https://pdbj.org/）で自由に見ることができる。蛋白質は多様な形態をとること、そしてダイナミックに形態を変えることができることが実感できるので、ぜひ閲覧してみてほしい。このダイナミックな形態の変化が機能の変化として現れることになる。形態が変わりうるということは、三次元構造を決めているアミノ酸同士の相互作用が比較的弱い力で成り立っているからである。強い電荷をもつ酸や塩基、高いエネルギーである高熱を蛋白質に加えると弱い力

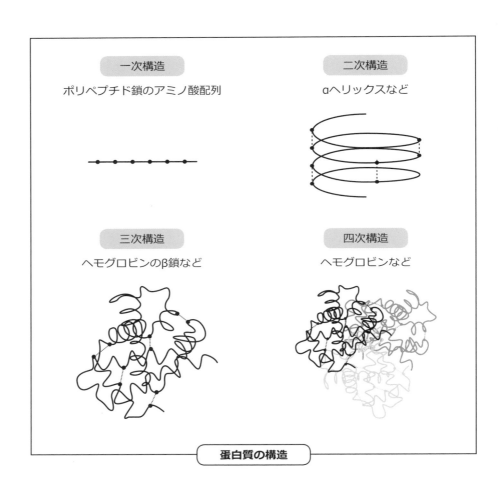

一次構造	二次構造
ポリペプチド鎖のアミノ酸配列	αヘリックスなど

三次構造	四次構造
ヘモグロビンのβ鎖など	ヘモグロビンなど

蛋白質の構造

の相互作用は破壊され、三次構造も変化して、その蛋白質は機能しなくなる。鶏の卵は適切な環境におけばひよこが生まれるが、ゆで卵を孵卵器にいれてもひよこにはならない。発生に必要な蛋白質が熱変性してしまったからである。2017年のノーベル化学賞がクライオ電顕に与えられたが、これは蛋白質の立体構造を決定する方法であり、立体構造の決定が蛋白質の機能にとって重要であることが化学の世界で広く認識されている証左である。

薬物はほとんどの場合、標的分子のアミノ酸側鎖と弱い力で相互作用して、標的分子の立体構造、すなわち機能を変化させるのである。

　薬物の標的分子への結合は弱い力なので、相互作用する薬物のなかの原子と標的蛋白質の原子とは近接していないと力が働かない。いいかえると、薬物と標的分子の形がジグソーパズルのピース同士のようにあっていないと結合がおこらないことになり、これが薬物の特異性の根拠となる。

　薬物が標的分子と高い親和性を有しているとごく少量の薬物でも標的分子と結合できることになり、それ以外の分子への結合は少なくなり、結果として標的分子以外に作用してしまう副作用を減らすことができる。

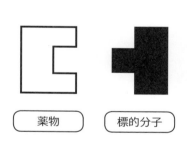

薬物　　　標的分子

　西洋薬の創薬の過程では、標的分子と薬物の親和性を高め、類似する分子への親和性を減らすように薬物の修飾を行い、薬物の標的分子への特異性を上げるようにしている。

3-4　標的分子の
　　　オルソステリック部位とアロステリック部位

　薬物が結合した結果、標的分子が活性化するか、その活性化が阻害されるか、また、そのメカニズムを明らかにすることも重要である。

　薬物の標的分子が生理的リガンド（受容体に結合する分子をリガンドという）の受容体で、生理的リガンドと同じオルソステリック部位に結合する薬物は、生理的リガンドと同様に受容体の活性化を起こす完全アゴニスト、生理的リガンドよりは弱い活性化を起こす部分アゴニスト、全く活性化を起こさないアンタゴニスト、生理的リガンドのないときよりも活性を下げる逆アゴニストに分類できる。

　オルソステリック部位に結合する薬物の性能は２つのパラメーターを決めればよい。一つはどれだけの最大効力が出せるかというもので、エフィカシーという。前述の完全アゴニスト、部分アゴニスト、アンタゴニスト、逆アゴニストは、エフィカシーに基づく分類である。もう一つは、

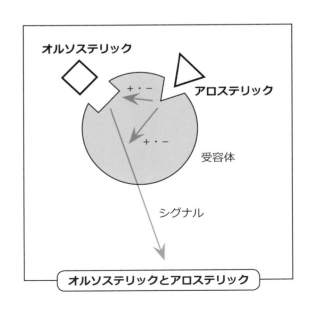

ある決まった効力（その薬物の最大効力の５０％をとることが多い）を得るのに必要な薬物の濃度である。同じ効力を得るのに低い濃度ですむ薬物は受容体との親和性が強いといえる。親和性をポテンシーと呼ぶことがある。ポテンシーの高い薬物は最大効力の５０％を得る濃度は低いことになる。臨床上、完全アゴニストは活性化薬として、他は阻害薬として使用されることが多い。

オルソステリック部位に結合する薬物

名称	働き	主な用途	例
完全アゴニスト	生理的リガンドと同様に受容体の活性化を起こす	主に活性薬として使用される	遺伝子組換えインスリン
部分アゴニスト	生理的リガンドよりは弱い活性化を起こす	主に阻害薬として使用される	アンギオテンシン受容体阻害薬
アンタゴニスト	全く活性化を起こさない		
逆アゴニスト	生理的リガンドのないときよりも活性を下げる		

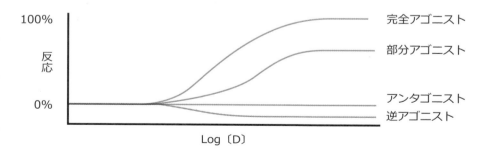

　オルソステリック部位に結合する薬物は、生理的リガンドと結合部位を競合する、すなわち椅子取りゲームのように働く。完全アゴニス

トであれば生理的リガンドが結合している場合と同様、その受容体の限界までの活性化が起こるが、そうでない薬物がオルソステリック部位に結合すれば、生理的リガンドが結合したときに比べて活性化の程度は低くなるので、システム全体から見ると受容体の機能は阻害されていることになる。

　糖尿病の治療に使う遺伝子組換えインスリンは生理的に膵臓から分泌されるインスリンと同じ受容体に作用する完全アゴニストであり、高血圧の治療に使うアンギオテンシン受容体阻害薬は、アンギオテンシン受容体に生理的リガンドであるアンギオテンシンより高い親和性で結合し、受容体の活性化を妨げている、アンタゴニストである。

　同じ標的分子でも生理的リガンドが結合する部位とは異なるアロステリック部位に結合する薬物があり、これはオルソステリック部位に結合する生理的リガンドによる受容体の活性（効力）や生理的リガンドと受容体の親和性を高めたり低めたりする。受容体のアロステリック部位に結合する薬物は、単独では作用がみられず、生理的リガンド、あるいはオルソステリック部位へのアゴニストの存在下でのみ、その働きを修飾する形で薬効を発揮する。

　例えば抗不安薬や睡眠薬として使われているベンゾジアゼピン系の薬物は、GABA受容体に結合し、それ単独では受容体の活性化を起こさないが、生理的リガンドであるGABAが存在すると、それによる受容体の活性化を助けるように働く。
したがって、ベンゾジアゼピン薬のない状態ではほとんど受容体を活

名称	働き	主な用途	例
アロステリック エンハンサー	オルソステリックアゴニストの存在下で、アゴニストの効力か、受容体への親和性を高める。	主に活性化薬として使用される	ベンゾジアゼピン薬
アロステリック インヒビター	オルソステリックアゴニストの存在下で、アゴニストの効力か、受容体への親和性を低下させる。	主に阻害薬として使用される	

※アロステリック部位に結合する薬物には、親和性を高める一方効力を低下させることや効力を高めるが親和性を低下させる効果をもたらすこともある。

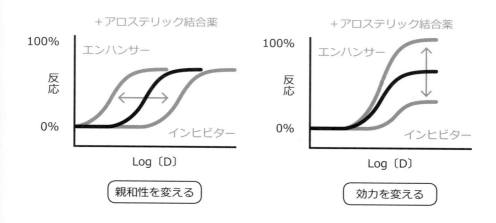

性化しないような濃度の GABA でも、薬物がアロステリック部位に結合していると受容体の活性化作用を促進し、反応が見られることになる。このような場合、ベンゾジアゼピン系の薬物は GABA 受容体の活性化を補助していることになり、アロステリックエンハンサーと呼ぶ。アロステリック部位に結合する阻害薬は、オルソステリック部位に結

合する生理的リガンドとは競合せず、生理的リガンドの濃度が高くても一定の作用を発揮するが、結合できるアロステリック部位が飽和すれば効果は頭打ちになる。

4. 解熱、発熱を例として

　漢方薬も薬物であり、生体に変化をおこすのは魔法でも"気"でもなく、標的蛋白質に結合するからである。

　例えば、40度の発熱のある患者に解熱薬を投与して37度になったとする。解熱薬が体温を下げたように見えるが、本当にそうだろうか？解熱薬を40度の容器に入れても容器の温度自体はかわらないことから、解熱薬が、自身あるいは外界と熱交換をして体温を下げたわけではないことは自明である。発熱している人体に入ってはじめて熱を下げるという機能が発揮されるのであり、解熱薬は、人体の熱産生システムのスイッチとなるような分子に結合し、熱産生システムの機能を抑えるように働くことが分かっている。ロキソニンやアスピリンなら発熱物質であるプロスタグランジン E2 を合成する酵素であるシクロオキシゲナーゼの働きを阻害して解熱させている。

薬物がスイッチをいれる

　漢方薬でも同じことで、人体のあるシステムの信号伝達分子に作用してそのシステムの働きを変えているのである。
附子に散寒作用があるというが、附子が体内で燃えて熱を出すのではなく、発熱するシステムを促進する働きがあると理解すべきである。

第3章

漢方薬の薬力学的特徴

1. 麻黄＝エフェドリンか？

　漢方薬であったとしても、生体の細胞にある標的分子への作用によって効果を発現する点は西洋薬と同じであると議論してきたが、大きな違いもある。

　前述したように、西洋での薬理学の基礎として化学があり、これにより天然物から有効成分を単離、精製することが可能になった。さらに、合成化学の進歩により天然物を介さず、一から人の手で合成できるようになったものもある。

　例えば、芥子の実に鎮痛作用があることが知られていたが、その有効成分はモルヒネだと分かり、モルヒネより強力な鎮痛物質としてフェンタニルが化学合成され、臨床使用されている。

　このような鎮痛薬の標的分子としてオピオイド受容体が神経細胞に分布しており、人体での生理的リガンドを同定していく過程で、エンドルフィン、エンケファリンといったペプチド（50 以下のアミノ酸に

より構成される分子）をヒトの細胞が合成していることが分かり、痛みの制御やランニングハイなどに関与していることが解明された。

　漢方薬ではどうか？漢方方剤に含まれる生薬から生理活性物質（生体＝細胞に作用する物質で、作用のためには細胞に受容体蛋白質が存在するはずである）が単離されている。

　日本の長井長義（明治 18 年、日本薬学会初代会頭）により麻黄からエフェドリンが単離、精製されたのはご存知であろう。エフェドリンは麻酔での血圧低下時の治療など現代西洋医学でも使用されている。

　似たような例に大黄に含まれるセンノシドがあり、これが消化管で分解されたレインアンスロンが大腸壁を刺激して瀉下効果を発揮する。センノシドを製剤化したのがプルセニドである。

　西洋薬と大きく異なるのは、精製された化学物質としてエフェドリンもセンノシドも入手できるのに、漢方では麻黄や大黄を使い続けていることである。それは、多くの漢方医の臨床経験から麻黄にはエフェドリンだけでは説明できない作用があり、大黄にはセンノシドだけでは説明できない作用があることが示されており、それらの作用が漢方治療の上で重要であるからだ。

　麻黄とエフェドリンを比較してみよう。麻黄の漢方医学的効能としては発表解表・宣肺止咳・利水消腫と書かれており、エフェドリンは、

現代の薬理学では混合型の交感神経刺激薬として分類されている。混合型というのは、それ自身が交感神経の受容体に結合して活性化する直接作用と、交感神経終末に作用して神経伝達物質であるノルアドレナリンを遊離する間接作用の両方の機序で、交感神経系の伝達を活性化しているという意味である。

エフェドリンの交感神経刺激作用で麻黄の漢方的効能を説明できるか？発表解表の病邪を体外に追い出すという概念は西洋医学にはないが、現象的には発汗がみられることである。汗を分泌する汗腺は交感神経により制御されているので、その刺激により発汗するのは当然のようだが、汗腺に至る交感神経は、他の多くの交感神経終末で伝達物質となっているノルアドレナリンではなく、アセチルコリンが神経伝達物質であり、エフェドリンによって遊離が刺激されない。エフェドリンが発汗を促すとすれば、中枢神経に入って、交感神経を刺激するしかないが、エフェドリンは中枢神経系に分布することが知られており、発汗作用はエフェドリンの作用として矛盾はない。

宣肺止咳は、咳を止めて呼吸をしやすくすることで、エフェドリンが直接結合するアドレナリンベータ受容体の気管支拡張作用で説明がつく。

利水消腫とは利尿作用によりむくみをとることである。交感神経、とくにアルファ受容体を介しての血管収縮があれば、粘膜の浮腫は減少するであろう。フェニレフリンなどの選択的アドレナリンアルファ受容体刺激薬により鼻閉が減少するのと同じ機序である。だが、利水

作用を説明するのは難しい。交感神経の強心作用により腎血流が増加すれば尿量が増えて利尿に働くということはあるかもしれないが、同時に交感神経作用は腎尿細管での塩分と水の再吸収を増やすし、輸出入細動脈の収縮により糸球体濾過は減るであろうから、尿量が増えるとは考えにくい。強いていえば、中枢の交感神経刺激作用により副腎髄質からドパミンが分泌され、これによって尿量が増える可能性がないことはない。しかし、エフェドリンの投与に際し臨床的に注意すべきなのは、利尿がつくことではなく、前立腺肥大のある患者に尿閉をきたすことである。こうしてみると、麻黄の働きをすべてエフェドリンの薬理作用で説明するのは難しいことが分かる。

　さらにいうなら、漢方薬において生薬の働きは方剤のなかで決まる。麻黄含有方剤で、利水作用が重要なのは越婢湯（麻黄、石膏、大棗、生姜、甘草）であり、発汗による解表作用が重要である麻黄湯（麻黄、桂枝、杏仁、甘草）とは、漢方的適応は異なる。

　麻黄湯と生薬構成が1つ違うだけの麻杏甘石湯（麻黄、石膏、杏仁、甘草）に利水作用があることから、麻黄・桂枝の組み合わせでは発汗に向かい、麻黄・石膏の組み合わせでは利水に向かうと説明されるが、麻黄＝エフェドリンと考えていては、方剤によって薬理作用が

WORD TERM

交感神経刺激薬

交感神経の受容体にはアドレナリンα1，α2，β1，β2，β3があり、受容体の分布に臓器特異性があり、これらの受容体は、生理的リガンドである神経伝達物質ノルアドレナリン、ホルモンであるアドレナリンへの親和性にも差がある。エフェドリンは、それ自身でアドレナリン受容体に結合して刺激できるし、交感神経終末からノルアドレナリンの遊離も促進する。気管支拡張は気管支平滑筋にあるβ2受容体の刺激による。また、副作用としての尿閉はα1受容体の刺激による。

変わることを理解するのは困難であろう。

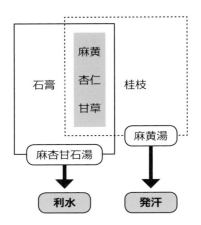

2. 要素還元方向の西洋薬と 足し算の漢方薬

　単一の生薬でさえ多くの成分を含むわけだが、その生薬を組み合わせて薬効を得るというのが、漢方薬のユニークな点ではないだろうか。複数成分の足し算で新たな薬理作用を生むという発想は西洋医学にはない。

　西洋薬は、有効成分を単離し、その有効成分の用量反応曲線（薬物濃度を対数スケールで横軸にとり、反応を縦軸にとると、シグモイド曲線がかける）をかかせて、投与量を決定していく。漢方薬と対比すると引き算で、純化の方向への医学というべきか。

　西洋医学ではさらに有効成分が結合する分子の同定とその作用メカニズムの解明、毒性学的検討へと進んでゆく。標的分子がはっきりしている西洋薬が予想外の反応をおこしたとき、未知の病態生理が解明されることにつながりやすいが、漢方薬で同様の事が起こっても、標的分子が一つに決まらないためか、西洋医学的な病態生理の解明には役立たないことが多い。

　糖尿病治療薬である SGLT2 阻害薬について見てみよう。薬の名前にあるとおり、これらの薬物の標的は、グルコースを再吸収するトランスポーターである

用量反応曲線
薬理学とくに薬力学は、これを求めるのが主な仕事であるといってもよい。縦軸に反応の強さ、横軸に薬物濃度をとって、薬物濃度の増加により反応がどのように変化するかを表したグラフである。これにより、アゴニストの最大効力（エフィカシー）や、親和性（ポテンシー）を求めることができる。

SGLT2 である。このトランスポーターを阻害すれば、グルコースは尿中に排泄されることになり、尿糖は増加する。

インスリン作用の不足によりグルコースの細胞への取り込みができずに高血糖になっている糖尿病患者では、その高血糖が膵臓のインスリン産生細胞に悪影響を及ぼすことが知られている。余分なグルコースを尿中に捨てる SGLT2 阻害薬は、その糖毒性の解除に有効であろうことは予想できた。

ところが、この薬物に心血管や腎保護作用があることが大規模臨床試験で明らかになってきた。現在、糖尿病がない腎疾患や心不全治療薬としての検討がなされていると聞く。さらに、このトランスポーターの阻害がどのようにして心血管や腎臓の保護作用につながるのかの研究が盛んに行われている。もしこれが、複数の生薬からなる漢方薬であったとしたら、メカニズムの解明ははるかに難渋するであろう。

西洋薬の中にも生薬から生まれた薬物はたくさんある。柳から単離されたアスピリン、筑波山の土壌細菌から単離された免疫抑制薬タクロリムス、そして前述した SGLT2 阻害薬もりんごの樹皮から単離されたフロリジンという化合物から創薬が始まっている。

これらは、生薬の中の活性成分を分離精製してできてきたもので、生薬を組み合わせて治療してきた漢方方剤の発展過程とは逆方向である。

漢方的な？西洋薬

　　トラマドールという薬物をご存知だろうか。トラマドールは、モルヒネの結合する受容体であるµ受容体の弱い部分アゴニストであると同時に、同じく痛みに使用される三環系抗うつ薬と同じ作用標的であるノルアドレナリンやセロトニントランスポーターを阻害し、それらの神経伝達物質のシナプスでの濃度を高める。µ受容体の親和性はモルヒネの1000分の1以下で、モノアミントランスポーターへの作用も三環系抗うつ薬の100分の1程度である。

　　ところが、この弱い効力を組み合わせるとそれなりに有効な鎮痛薬となり、しかもモルヒネや三環系抗うつ薬にある副作用はみられないか、軽くてすむのである。この薬物は単一成分で成るが、代謝物にも活性（µ受容体への親和性は原体より強く、トランスポーターの抑制は原体よりやや弱い）があり、ひとつひとつの受容体への親和性は低く、効力も弱いが、複数の受容体に作用することで、鎮痛作用が得られており、漢方薬のようである。

　　この薬物のモルヒネ様作用を強くして、モノアミントランスポーターの中でも、鎮痛により作用するノルアドレナリントランスポーターへの特異性を高めたものがタペンタドールで、モルヒネと同じオピオイドであるオキシコドンと同等の鎮痛作用がある。

3. 漢方薬から純化抽出された西洋薬

　それでは、このような西洋の分析的な手法を使って、漢方で使われる生薬から有用な薬物がどれだけ生まれたか？

　すでに述べたエフェドリンがその一つであるが、他には急性前骨髄性白血病に使われる亜ヒ酸とマラリアの治療薬アルテミシニン、多発性硬化症に使われるフィンゴリモドくらいではないか。ちなみにアルテミシニンを単離した屠呦呦博士は、日本の大村博士とともに2015年のノーベル医学生理学賞を受賞している。

　エフェドリンは前述したように、アドレナリン受容体の混合型アゴニストである。アルテミシニンの作用機序は未だ明らかでない。亜ヒ酸は急性前骨髄性白血病の病因キメラ遺伝子産物である PML-RAR α の分解を促進し、白血病細胞を分化させる方向に誘導し、ミトコンドリアではアポトーシス関連分子を活性化することが示されている。フィンゴリモドは冬虫夏草に由来しており、スフィンゴシン1リン酸受容体アゴニストとして働き、多発性硬化症でみられるリンパ球の過活動を抑制することが明らかになっている。

　エフェドリンとフィンゴリモドはそれぞれの標的分子のオルソステリック部位に結合し薬効を発揮しており、生薬から単離された西洋薬と同列に扱える。亜ヒ酸も複数の標的を持ち、アルテミシニンも作用標的は確定していないが、西洋薬と同様の用量反応関係の中で使用できる。

先に述べた大黄も古くから便秘に処方され、その中からセンノシドという有効成分が単離され、センノシドは刺激性下剤の西洋薬として臨床使用されている。

　分析化学の進歩とともに、生薬に何が含まれているかの知見は増加しているが、単離された有効成分が西洋薬として臨床に使われているのは、前述したように保険適用の生薬だけで約300であることを考えるとごく一部に過ぎない。

　それでも、生薬からオルソステリック部位に結合するような成分が単離された場合は、用量依存性にその成分の効果が観察される可能性が高い。

　前述の麻黄に含まれるエフェドリンがいい例で、麻黄含有製剤を複数投与して、エフェドリン投与量が増加すれば、それに対応する副作用が出現することは容易に推測できる。具体的には交感神経刺激作用である、動悸、悪心、尿閉、血圧上昇、興奮による不眠などである。

　また、甘草に含まれるグリチルリチンの代謝物が、腎集合管にあるコルチゾールを不活性化する酵素2型11ベータヒドロキシステロイドデヒドロゲナーゼを阻害することにより、コルチゾールがアルドステロンの受容体に結合しアルドステロン過剰であるかのような病態となる、偽アルドステロン症の副作用は有名であるが、これも甘草の投与量が増加すると頻度が増える。ちなみに2019年2月に名古屋市立大学のグループが、これまで言われていたグリチルレチン酸でなく、

18β-グリチルレチニル 3--O-硫酸が甘草による偽アルドステロン症の原因物質ではないかと報告している（Ishiuchi K et al, Sci Rep. 2019 Feb 7;9(1):1587. doi: 10.1038/s41598-018-38182-2.）。欧米では認可されていないと思うが、日本ではグリチルリチン製剤である強力ネオミノファーゲン注射やグリチロン錠があり、アレルギー性皮膚炎や肝疾患の適応がある。このような薬物と甘草含有の漢方薬を併用している患者では、偽アルドステロン症に特に注意する必要がある。

　まとめると、標的分子のオルソステリック部位に結合して作用するような成分を持つ生薬は少ないが、そのような生薬を含む漢方薬の使用に際しては、過量投与に注意する必要がある。その成分が、オルソステリック部位の完全アゴニストであれば、親和性が低くても多量の投与になればそのシステムの最大効果が現れることになり、アンタゴニストや逆アゴニストでは多量の投与により、生理的リガンドの作用を完全に阻害することができるからである。そのような成分を含む西洋薬との併用も同じ理由で注意が必要である。

4. 未知のオルソステリック部位に作用する 成分の存在

　漢方薬の中に未知のオルソステリック部位に結合するような成分が発見される可能性もある。ここで五苓散に再び登場してもらうことにしよう。五苓散は、前に頭痛の治療薬として述べたが、漢方では利水剤として分類されている。

　漢方の利水薬は西洋の利尿薬とは違うと漢方の入門書に書かれている。それを裏付けるように、脱水のマウスにループ利尿薬を投与すると利尿がつくが、漢方の代表的な利水剤である五苓散を投与しても尿量は増えないというのである（大西ら 和漢医薬学雑誌 17, 2000）。

　五苓散の適応に、口渇、尿量減少するものの下痢というのがある。西洋医学では、下痢をして脱水になり口渇と尿量減少している患者には補液をまず考え、尿量が減っているからといって利尿薬を投与することはしない。動物実験からも臨床適応からも、五苓散＝利尿薬とはいえないことは明らかである。一方、五苓散の適応に、口渇、尿量減少するものの浮腫があり、こちらは西洋医学の利尿薬を使ってもいい病態である。

　すると五苓散は生体の状態に応じて薬効が変わることになる。礒濱博士らは五苓散の構成生薬である蒼朮にふくまれるマンガンイオンが水チャネルアクアポリン4を阻害することが、五苓散の利水作用に関与していることを示した（礒濱洋一郎　漢方医学 Vol 35, 2011）。水

が余って浮腫となっている間質への水移動を妨げ、下痢で腸管に出ていく水の移動を妨げれば、脱水の下痢にも浮腫にも有効であることが説明できる。

　ただしアクアポリン4は腎臓集合管に発現することは知られているが、そのノックアウトマウスで水代謝異常は報告されておらず、五苓散の利水作用を蒼朮、その中のマンガンイオンのアクアポリン4の阻害だけに還元できるのかは未だ明らかにされていない。蒼朮あるいは蒼朮を含む五苓散という方剤にすることでマンガンイオンを標的分子であるアクアポリン4の発現部位に届けたり、薬効が持続したりすることが可能になっているのかもしれない。

　五苓散には他に利水薬として分類される生薬である沢瀉、茯苓、猪苓が含まれており、これらがアクアポリン4や他の水代謝に関係する分子のアロステリック部位に結合し、体内水分量に応じた薬効の発現に関わっているのかもしれない。そうなると、麻黄とエフェドリンの関係が、蒼朮とマンガンイオンにも当てはまりそうである。いずれにしても、漢方薬の利水作用をアクアポリンを中心に見直してみると新たな発見が期待できるのではなかろうか。

五苓散と脳浮腫

AQP4 を欠損したマウスは脳梗塞後の脳浮腫が軽くなるという報告があるのだが、最近、脳梗塞後の予後の改善（特に超急性期以降）には、脳アストロサイトの AQP4 の発現を維持しておいたほうがいいという報告が出た（Monai H et al PNAS 2019）。

もし五苓散の作用が AQP4 の阻害であるとするならば、脳梗塞超急性期の浮腫の軽減に五苓散は有用である可能性があるが、それを過ぎてしまうと AQP4 の阻害は逆効果になるかもしれない。

脳梗塞後の五苓散投与が本当に予後を改善するのかを臨床研究で検証してもらいたい。もし超急性期を超えて改善するのであれば、五苓散は AQP4 の阻害以外の薬効があることを強く示唆するし、そうでないのなら、臨床的に最も有用な五苓散投与と中止のタイミングを決めていかなければならない。

現状では、脳浮腫にいつでも五苓散というのはやや短絡的にすぎるかと感じている。

5. アロステリック部位に作用する成分

　前に、同じ処方名でも構成生薬の分量がメーカーによって異なる（生薬の中身が違うこともある）ことを書いた。薬理学での用量反応関係を考えるとき、各成分の用量がどれだけかは重要な問題である。エキス剤の処方構成になれた頃、中医方剤学の本をみて驚いたことがある。同じ処方で生薬の量が数倍違う。生薬の質の違い、煎じる水の違いがあると説明されたが、標準量をどうして決められるのか今でも疑問である。

　中医臨床のための方剤学（東洋学術出版社）で当帰芍薬散の処方を見てみると、当帰 9 g　白芍（芍薬）15 g　茯苓 12 g　白朮 12 g　沢瀉 9 g　川芎 6 g となっている。

　実用漢方処方集（じほう）では、何種類かの生薬の組み合わせがあげられているが、大塚敬節、矢数道明監修の経験・漢方処方分量集（医道の日本社）を出典とするものでは、当帰 3 g　川芎 3 g　芍薬 4 g　茯苓 4 g　朮 4 g　沢瀉 4 g であり、ツムラのエキスもこれと同じである。

　中医臨床のための方剤学も神戸中医学研究会編著の和書であり、日本での薬用量と考えられる。これだけの違いがあって同一の薬理作用があるとすると、一定以上の濃度では作用が頭打ちになるアロステリック部位に結合する成分が主体であると考えざるを得ない。

六君子湯は抗がん薬シスプラチンによる食欲低下を改善するが、胃から分泌される食欲増進ホルモングレリンの作用増強効果によるものではないかという報告がある（Takeda H et. al, Gastroenterology 2008;134:2004–201）。

　六君子湯の成分、特に陳皮に含まれるフラボノイドは、セロトニン受容体 5 HT2B と 2C の阻害により、活性化グレリンの分泌を高めた。別の報告で、六君子湯に含まれる朮の成分であるアトラクチロジンは、活性化グレリンと受容体の結合を増強し、グレリン受容体からの細胞内信号伝達もアロステリックなメカニズムで増強する効果が示されている（Fujitsuka N et. al, Transl Psychiatry. 2011 Jul 26;1:e23. doi: 10.1038/tp.2011.25.）。

　さらに、活性化グレリンには脂肪鎖が結合しており、これがとれると受容体を活性化できないが、この脱アシル化反応を六君子湯の、いくつかの成分が阻害したが、とりわけ生姜の成分である 10- ジンゲロールが阻害したと報告された（Sadakane C, et. al. BBRC 2011; 412:506-511）。

　このように、グレリンの分泌、受容体への結合、信号の増強、そして分解の抑制と多成分がグレリン信号の増強に働いていることが分かる。個々の過程での六君子湯や生薬成分の効果はそれほどドラマチックなものではないが（例えば活性化グレリン濃度が 2 倍になったりはしないのである）、グレリンの経路全体の活性はかなり高められているはずである。

西洋医学的な発想では、シスプラチンによるグレリン分泌の低下が判明すれば、グレリン受容体アゴニストか、グレリン分解酵素阻害薬の開発に進むと思われる。あるいは、5HT2B/C の阻害薬の開発かもしれないが、セロトニンの多彩な生理作用を考えると副作用が気になるであろう。

　西洋医学が標的分子を決めて、その活性化か阻害を最適化するのに対して、漢方薬は多くの成分が、標的への親和性や効力は必ずしも高くはないが、多くの標的に作用する形をとっている。それが、多階層のフィードバック系をもつ生体システムに対して有効なのではないかと考えられる。

	西洋薬	漢方薬
	スキデス!! 標的への最適化	多くの標的に弱く作用し システムの反応を引き出す
効　果	大	単一の標的への効果は：小 システム全体としては：大

　癌悪液質モデルラットに 5HT2C 阻害薬を投与しても生存期間は延長しなかったのに対して、六君子湯の投与では食欲のみならず生存期間も延長したことから、六君子湯では 5HT2B/C 受容体の阻害に加え、グレリン受容体での信号増強が延命に重要だった可能性があると考察

されている（Fujitsuka N et. al,Transl Psychiatry. 2011 Jul 26;1:e23. doi: 10.1038/tp.2011.25.）ように、ある経路のいくつかの場所で介入することが、生体全体としての持続的な反応を引き出すことにつながっているようだ。

　薬理学的に興味深いのは、六君子湯によるグレリン受容体信号増強がアロステリック作用である点で、生理的リガンドである活性化グレリンが存在しない場合は受容体からの信号は発生せず、活性化グレリンの存在下でその信号を増強するということは、受容体レベルでグレリンへの反応が低下した、グレリン抵抗性の改善におあつらえむきの作用機序であることだ。グレリン抵抗性を活性化グレリンの濃度を増やすことで解決しようとしても、リガンドの濃度が増加したほどには、薬効が得られないことがありうる。それは、リガンドにより受容体が強く刺激されると、受容体の数が減少したり、受容体からの信号伝達効率が低下したりすることによるものだと考えられている。同様のメカニズムで、薬物の投与を繰り返すにつれ、薬物への反応性が低下していくことを耐性ができたという。

　心不全に対して、心筋の収縮力を高めるアドレナリンベータ受容体の刺激薬を投与しても生命予後の改善は得られない。そもそも心不全状態では内因性（自分

耐性
繰り返しの薬物投与により、薬効が減少していくこと。薬物の受容体が減ったり、受容体の反応性が低下したり、薬物の体内での代謝が促進されたりするといったメカニズムがある。

の体からの）のアドレナリンはたくさんでているはずである。内因性のアドレナリンにより常時刺激されているベータ受容体は、不活性化されて細胞内信号伝達ができなくなり、細胞表面から細胞内の小胞体に取り込まれて受容体数が減少する。細胞表面の受容体数の減少を受容体のダウンレギュレーションという。このような慢性心不全状態では、ベータ受容体阻害薬の投与が有効であることが大規模臨床試験で立証されている。弱った心筋の収縮をさらに抑制するはずの薬物を投与するのであるから、最初にやった人は本当に勇気があると思う。

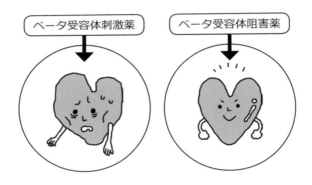

6. 標的を絞って有効性を高め
副作用を減らす西洋医薬と
多くの標的に弱く作用して
全体の反応を引き出す漢方薬

　このように見てくると、病態生理を解明して**標的分子**を同定し、それに対して**親和性や効力を最適化**した薬物を開発するという西洋医学の創薬の流れとは、全く対照的なアプローチが漢方薬であると思う。長い経験の中で生き残った漢方の方剤は、ある特定の病態への**システムレベルでの治療法**と捉えるべきであろう。

　前述の六君子湯とグレリンシグナルの例で述べたように、オルソステリック部位の完全アゴニストの大量投与で反応を起こさせるのではなく、必要な時、すなわち生理的なグレリンの分泌があるときに、受容体の反応性をアロステリック部位への結合で増強して適切なレベルの反応を起こさせるというのは、薬理学的に見てきわめてスマートなやり方である。もちろん、過去の漢方医に現代薬理学の視点はなかったであろうが、長年の生薬の加減の経験の蓄積を通じて、病態を改善する生薬の組み合わせが確立されてきたのであろう。

　西洋医学の創薬と漢方方剤の成り立ちの違いを考えていくと、結局は病気・病態をどう捉えるかの違いになるように思われる。前述したように、西洋医学での創薬の出発点は、標的分子の同定であることが多い。標的分子への選択性の高い薬物はそれ以外の分子への結合はほとんど起こらないので、副作用も少ない。

抗がん薬といえば、脱毛、骨髄抑制にともなう好中球減少による感染症、血小板減少による出血、赤血球減少による貧血、消化管粘膜細胞障害による口内炎や下痢といった副作用がよく知られている。どうしてこのような副作用がおこるのかといえば、古典的な抗がん薬の多くは、増殖する細胞であればがん細胞でも正常細胞でも攻撃し、それを殺すからである。毛根の細胞、骨髄細胞や消化管粘膜上皮細胞は、正常細胞の中でも寿命が短くしょっちゅう入れ替わっている。死んだ細胞を補充するために細胞の増殖が起こるわけだが、古典的抗がん薬はこの過程を阻害するので、がん細胞と同時にこれらの増殖する細胞も殺すことになる。

　一方、最近のがん治療には分子標的薬が使われることが多くなった。慢性骨髄性白血病は、細胞増殖に重要な役割をはたす ABL というチロシンキナーゼが遺伝子レベルの変異によりブレーキがきかない状態になることから発症する。その病因遺伝子からできた、ブレーキのきかないチロシンキナーゼ BCRABL 蛋白質は、白血病細胞にしかない。この BCRABL に結合しチロシンキナーゼの機能を阻害するのがイマチニブという分子標的薬で、正常細胞にはほとんど影響せず、白血病の原因細胞に選択的に作用することから、慢性骨髄性白血病の治療成績が飛躍的に改善した。

　関節リウマチにおいても、免疫細胞を活性化する液性因子である TNF α や IL6 を標的として阻害することにより、従来の治療法に反応しない関節炎を抑制できるようになった。

もちろん、がんでは発がんのメカニズムを解明してがんにならなくする治療、関節リウマチでは過剰な免疫活性化のおこる原因を明らかにして、それを防止したりする治療といった根本的な治療が理想だが、それぞれの病態の増悪に重要な役割を果たす分子を同定し、その阻害により病態の改善が可能となってきている。しかし、すべての病態において一つの標的分子を見つけて、その機能を調節すれば改善するというのは、あまりにナイーブなのではなかろうか。

漢方医学でも、対症療法である標治より、根本的な治療である本治を目指すべきだと教えている。しかし、西洋医学の視点からは、漢方医学の本治も対症療法のひとつにしか見えないであろう。漢方医学では複雑な人体の働きを細胞や分子のレベルで解明してはいないが、薬物を投与して、その複雑なシステムがどのような反応を示すかを記録し、漢方医学の理論に基づいた"病態"を改善するのに有効だった方剤が生き残ったのであろう。

このアプローチであれば標的分子が一つであるか、複数あるかなどということは問題ではない。おそらく、システム全体の生存を危うくするような異常には、その鍵となるような標的分子があることが多く、西洋医学の得意とするところであり、一つの標的分子に帰す

WORD TERM

分子標的薬

悪性腫瘍において、その発生や増殖に重要な役割を果たす分子を制御する薬物のこと。増殖にかかわる酵素であるチロシンキナーゼなどが標的分子になることが多い。薬物には標的分子があることから、すべての薬物は分子標的薬と言えなくもないが、一般的にはじめから標的分子を特定して創薬した抗がん薬のことを指す事が多い。

ることができない、様々なレベルでの細胞の機能異常を包括的に扱うのは、漢方のアプローチの方が有利であろうと筆者は考えている。

そのような立場から、漢方の枠組みで標治と本治の議論をする前に、西洋医学的に解決できる問題を除外するのが第一だと思う。西洋医学では対処できない問題となったとき、あるいは、西洋医学の治療で副作用がでてしまったときが、漢方の出番であろう。

 coffee break　　**アメリカで出会った東洋医学**

　筆者のアメリカでのレジデント時代、ニューヨークの眼科専門病院の内科管理のローテートがあり、指導医の部屋に行くと、経絡の図と経絡を書いた等身大の人形があった。尋ねてみたら、鍼灸治療もするのだといっていた。漢方薬は使っていなかったように記憶している。今から思えば、どこでどのようなトレーニングを受けたのか聞いておけばよかった。

　それから数年経って、子供の試験会場になっていたサンディエゴ郊外の東洋伝統医学学校に連れて行ったことがある。筆者は受験生でないので中には入れなかったが、古びた4－5階建てのビルでやはり鍼灸を教えているようだった。湯液の原料の入手の問題なのだろうか、アメリカにいた間は一度も漢方薬を見ることはなかった。彼らが東洋医学といったとき、漢方薬よりは鍼灸のイメージが強いのではないかと思う。

7. 漢方薬の標的分子

　視点を変えて、漢方薬の標的分子になりうるような受容体はどのようなものか考えてみる。

　西洋薬の多くが細胞間や細胞内の信号伝達や細胞機能に関連する分子を標的にしていることは前述した。単細胞の細菌や真菌でも細胞外の環境を感知し、それに合わせて細胞の機能を変えていく仕組みは備わっている。多細胞生物に進化していく過程で、細胞外であるが体内という新たな区画が生まれ、体内の細胞同士のコミュニケーションをとれるように、体外の異物であった信号分子が体内でホルモンや神経伝達物質に変わっていったのではなかろうか。

　西洋薬であろうが漢方薬であろうが、**細胞機能を変化させるように信号伝達を調整できるようなもの**が、薬として残ったと考えられる。植物は動けないので、捕食される時に動物の体内に入ってその機能を変えることにより生存を図ったとすれば、薬の原料として植物が多いのにも納得できる。単細胞生物から多細胞生物への進化に伴って、細胞外の信号が体内での信号に変わると受容体も変わるであろうから、細胞外の信号分子であった生薬成分が、体内での受容体に高い親和性では結合できなくなるであろう。

　そうなると、生薬成分は、受容体のアロステリック部位に結合するか、オルソステリック部位に結合するにしても親和性が低いか、フルに活性化できない部分アゴニストや活性のないアンタゴニストとして

働くのではないだろうか。これは、前述の漢方薬の用量反応関係からの考察や六君子湯の作用メカニズムの解釈と矛盾しない。

単細胞生物にとっての細胞外の信号が、多細胞生物では体内での信号になるのではと推測したが、多細胞生物になっても体外からの信号を受ける必要があり、生薬成分のような分子をオルソステリックなリガンドとする受容体として TRP チャネルファミリーがある。

温度、化学物質、その他で活性化される TRP チャネルの例

TRP チャネル	活性化温度	化学物質	その他の刺激
TRPV1	43℃以上	カプサイシン（唐辛子）、ヒドロキシαサンショール（山椒の成分）	
TRPV2	52℃以上		機械刺激
TRPV3	32 − 39℃以上	メントール、カンフル	
TRPV4	27 − 35℃以上		浸透圧
TRPM8	25 − 28℃以下	メントール	
TRPA1	17℃以下（？）	アリルイソシアネート（わさび）、6 −ショーガオール（乾姜の成分）	

チャネルといえば、水チャネルであるアクアポリンについて述べた。これは、水の輸送のための通路であり、物質輸送の盛んな腎臓の尿細管細胞にもチャネルはある。集合管でのナトリウムイオン再吸収のための上皮性ナトリウムチャネル ENaC や、遠位尿細管でのマグネシウムイオンの通り道である TRP チャネルの一つである TRPM 6 がその

例である。その一方、神経や筋肉といった興奮性の組織では、チャネルはその開閉により細胞膜内外の電位を変える働きのほうが重要である。例外はカルシウムチャネルで、チャネルの開口により細胞内のカルシウムイオン濃度が上昇すると、細胞の機能や形態は大きく変化する。

　TRPチャネル以外のチャネルでは、開閉の制御は一通りに決まっており、チャネル蛋白質に生理的リガンドが結合する場合と、膜電位の変化によるものとがある。例えば、骨格筋の収縮は運動神経からの信号によっておこるが、運動神経の末端から筋肉細胞に向かってアセチルコリンという神経伝達物質を放出する。アセチルコリンは筋肉細胞にあるアセチルコリンニコチン受容体に結合する。この受容体はイオンチャネルであり、アセチルコリンの結合により陽イオンへの透過性が上昇する。筋肉細胞は、興奮しない状態では細胞内がマイナスになっているが、イオンチャネルの開口により細胞内外のイオンの濃度勾配と電位勾配に従って細胞内の膜電位がマイナスからプラスの方に変化する。この細胞膜の電位変化がある一定の値を超えると、別のチャネルである電位依存性ナトリウムチャネルが開口する。この電位依存性ナトリウムチャネルの活性化と遅れて起こる電位依存性カリウムチャネルの活性化により活動電位といわれる電位変化が筋肉細胞に生じ、この電位変化が電位依存性カルシウムチャネルを活性化して、細胞内カルシウムイオンの濃度を高め、カルシウムイオンはトロポニンCというカルシウム結合蛋白質に結合した結果、筋肉の収縮蛋白質であるアクチンとミオシンの相互作用がおこり、筋肉の収縮がみられる。

ここで、筋肉にあるこれらのチャネルの開閉は厳密に制御されており、同じナトリウムイオンを通すといっても、ニコチン受容体は電位により開閉はしないし、電位依存性ナトリウムチャネルにアセチルコリンが結合するわけではない。

　TRPチャネルは、25－28℃の温度でもメントールでも活性化されるTRPM8や、43℃以上の熱でも唐辛子の成分であるカプサイシンでも活性化されるTRPV1のように、**活性化される刺激が一つではない**。本当に熱いものを食べても、唐辛子を食べても知覚神経細胞の反応は同じで、TRPV1が活性化されて膜電位がプラスの方向に変化すると電位依存性ナトリウムチャネルの活性化と一連の活動電位が神経細胞に生じることになり、知覚神経が興奮し、脳に伝わると口が熱いと感じる。

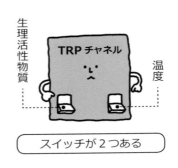

生理活性物質

温度

スイッチが2つある

　もうひとつの特徴は、**TRPチャネルは多くの場合カルシウムイオンの透過性を持つ**。すなわち、TRPチャネルの開口のみで、電位依存性カルシウムチャネルがなくても、細胞の機能や形態を変化させることのできる細胞内カルシウム濃度を制御できるのである。単細胞生物にとって、いろいろな外界からの信号に反応し、すばやく細胞機能を調節できるTRPチャネルは優秀なセンサーであっただろう。

　TRPチャネルの活性調節因子に多くの天然物由来の化学物質があり、

漢方薬に含まれる生薬もここに作用している可能性がある。すると、漢方薬には、前述したように、生体の情報伝達系の様々な部位で、おもにアロステリックなメカニズムで活性を調節している場合と、マルチモーダルな TRP チャネルにオルソステリックに働いている場合とがあると考えられる。

　もちろん、TRP とその他の受容体とに同時に結合する場合もあるだろう。漢方薬が TRP チャネルに結合して作用していると考えられている例として大建中湯がある。大建中湯は腹が冷えて痛み、腹部膨満感のあるものに適応がある。臨床的には開腹術後の腸管運動の低下した状態によく使用されている。

　大建中湯に含まれる山椒の成分、ヒドロキシ α サンショールが腸管神経叢の知覚神経細胞に発現する TRPV1 を活性化させ、知覚神経細胞からサブスタンス P が分泌され、腸管平滑筋細胞にあるその受容体 NK1 または、腸管神経叢のアセチルコリン神経を刺激してアセチルコリンを分泌させ、腸管平滑筋にあるアセチルコリンムスカリン受容体を刺激して、腸管運動を促進させる。

　また、大建中湯に含まれる乾姜の成分である 6 －ショーガオールが、大腸上皮細胞に発現している TRPA1 を活性化させ、アドレノメデュリンを分泌させ、これは、血管にある受容体に結合して血流を増加させる働きを示す。TRPV1 により活性化された知覚細胞でも血管拡張作用のある CGRP を分泌する（漢方医薬学雑誌　2017 Vol 28 No2）。このようなメカニズムで、大建中湯が腸の血流を改善し冷えをとり、腸

管運動を刺激して腹部膨満感が取れると説明されている。

　しかしながら、TRPV1 も TRPA1 も侵害刺激の受容体であり、これらを刺激すれば痛みはひどくなるのではないかと懸念される。事実、これらの受容体の刺激により知覚神経細胞から分泌されるサブスタンス P や CGRP は発痛物質である。
大建中湯のその他の成分が痛みの抑制に働いているのかもしれず、それも含めて、大建中湯の作用機序については未解明な部分も残っている。

　いずれにしろ、しょうが（生姜や乾姜）はよく使用される生薬成分であり、その中の分子が TRP チャネルのオルソステリックなリガンドとなっているとすると興味深い。

8. 複数成分、複数標的作用の
特性からの臨床でのヒント

8-1 できるだけオリジナルに忠実に

　このような漢方薬の作用メカニズムを踏まえて、臨床での使い方について考えてみたい。

　これまで議論してきたように、漢方薬は一つの分子標的を一つの薬物で刺激や抑制するようにはできておらず、ある病態に対して複数の標的を制御することにより薬効を出そうとしている可能性が高い。そうであれば、生薬の組み合わせが重要で、これを変えることは全体の薬効を大きく変えてしまう可能性があるということである。

　薬効が生薬の単純な足し算、つまり相加作用だけで説明できるのなら、方剤に一つの生薬を加えたり、取り除いたりしたときの効果は予測できるが、相乗作用、場合によっては拮抗作用があるとき、このような操作は薬効を予測のできない方向に変えることがありうる。

　例をあげると、西洋薬の風邪薬は複数の成分で構成されていることが多いが、それぞれの成分が異なる受容体に働くだけなので、成分の加減により薬物への反応がどのように変化するのか予想しやすい。具体的には、解熱薬＋鎮咳薬＋抗ヒスタミン薬＋カフェイン（頭痛）あたりが標準的な総合感冒薬だが、発熱がなく、鼻水と咳が主体なら鎮咳薬＋抗ヒスタミン薬で治療が可能である。

一方、漢方の上気道感染用の薬物である麻黄湯から桂枝を抜いたとき、解表（発汗）作用は低下すると思われるが、どの程度の発汗がおこるのか予想ができない。あるいは、鎮咳作用のある杏仁を抜いたとき、咳が気管支収縮によるものであるなら麻黄だけでもカバーできるのかもしれないし、麻黄＋杏仁で鎮咳効果の相乗作用があるなら、それにより効果が激減することも考えられる。

　このように、漢方薬の加減方や合方にはやってみないとわからない怖さがある。

8-2　エキスの複数投与には要注意

　その意味で、患者さんの症状があるからといって、多くのエキス剤を同時に投与することには懸念を覚える。

　古典に書いてあるが現行の保険適用のエキス剤にない方剤をエキス剤の組み合わせで代用することはやむを得ないが、そのような根拠のない併用は、新薬を創出してその場で臨床実験をしているようなものである。
長期にわたって人体に投与されてきた生薬成分にはある程度安全性の担保がとれているが、これまで議論してきたように漢方薬の薬効を生薬成分の組み合わせが複雑系である人体の多くの分子に作用した複合的なものだという捉え方をするならば、方剤を複数使用することは、新たな薬効や副作用が出現する可能性があると考えられる。これまでの経験から安全かつ有効な生薬の組み合わせが方剤として残っている

が、それらを併用したときの経験は少ないのである。

　先人もそのような危険を感じて、先急後緩、先表後裏などといって、まず急性疾患や表証を治療してその後に慢性病や裏証を治療せよと、治療の順序を説いたのではないか。慢性疾患用の方剤と急性疾患用の方剤の併用で痛い目にあったのか、理由はさだかでないが、**この漢方医学の治療原則では併用を嫌っている。**

　西洋医学では、このような考えはなく、糖尿病の患者が急性感染症に罹ったら、原則として糖尿病薬は継続しながら抗菌薬を投与することになる。併用する薬物同士の相互作用がなければ、治療標的分子の異なる糖尿病と急性感染症の治療を同時進行しても問題はない。それでも、特に高齢者に対しての多剤併用、ポリファーマシーが大きな問題となっていることはご存知のとおりである。西洋薬よりも漢方薬の方がその作用から考えてポリファーマシーの問題は大きいと思われる。エキス製剤により漢方薬の処方が楽になった反面、複数の医療機関で様々な漢方薬が処方される事態が起こっている。薬を処方しようとするときは、診断学の基本に立ち返って服薬歴はきちんととるべきである。

ポリファーマシー

WORD TERM

相加作用と相乗作用

複数の薬物を投与して、それらの効果が足し算になっているとき相加作用があるといい、足し算よりも効果が高くなっているとき相乗作用があるという。複数の薬物が同じ信号伝達経路に作用すると相乗的な効果が得られることが多い。

とりわけ、漢方薬を投与するにあたっては、特に慎重に併用薬について問診する必要がある。老年病科で漢方薬により高齢者のポリファーマシーを減らせるのではないかと期待されていることから考えると、漢方ポリファーマシーというのは、皮肉かつ禍々しい現象である。

　中国では現代の病態に対する新しい処方を積極的に創出しているようだが、その薬理学的評価はどのようにしているのだろうか。中医学の診断と治療の理論から新たな方剤を創出するのだろうが、その経験を広く利用できる統合的なデータベースにしておいてもらえればと願う。そのような統合的データベースには、人体のバイオマーカー、生薬成分のデータや既知の薬効、新規開発方剤の薬効などが含まれるべきであり、このようなデータを解析することにより新たな生薬の組み合わせのアルゴリズムが開発できるのではないかと考えている。

　目の前の患者さんにそのようなことを説明しても仕方がないので、現時点では症状のどれかに絞って既存の方剤の単剤治療で開始することにしている。

8-3　湯液治療でも加減方は慎重に

　湯液主体の治療でも、基本の方剤にいろいろな生薬を付け加えた処方をみることがある。患者さんの症状に合わせて処方をカスタマイズしているのだろうが、往々にして補気補血剤に駆瘀血剤に柴胡をいれて利水剤も加えるみたいな、多味の処方が出来上がる。世の中にはサプリメントが好きで、1日何十錠と服用する人がいるらしいが、それ

を思い出した。

　サプリメントの多量服用では、それだけでお腹が膨れて、食事がきちんととれなくなるのではないかと心配になるが、湯液は生薬の種類が増えても服用量にはかわりがない。しかし、あまりにいろいろな標的に作用すると互いに打ち消し合って効果が弱くなるのではないかと危惧するし、漢方薬がその方剤としてある方向に人体のシステムを動かすことが、その後の生体反応を起こして病態の改善に向かうのではないかと考えると、はっきりした性格のない八方美人の方剤は、サプリメント以上の効能にはならないような気がする。

　十全大補湯という十種類の生薬からなる、気血両虚への方剤があるが、十種類を三十種類にすれば、おそらく三十味無益湯と言ったものができるのではないか。やはり、治療すべき症状を見極め、なるべく少ない種類の生薬を処方するのが湯液治療でも重要なのではないかと思う。

8-4　増量しても有効性があがるか分からない

　先にアロステリック作用が主体なら効果が増量しても効果が頭打ちになる可能性について述べた。そうでなくても多くの成分間で相乗作用や拮抗作用があれば、単純な右肩上がりの用量反応曲線にならない可能性がある。臨床的には、効かない場合に投与量を増やせば効果も上がるか予測が難しい。

たとえば、エキスを煎じ薬にして生薬の量を増加すれば有効性が増すかというとなんとも言えないであろう。麻黄のエフェドリンや甘草のグリチルリチンのようにオルソステリック部位に結合する成分がある生薬では、それらの成分の効果と副作用は用量依存的であろうと予測するのが精一杯である。

8-5　漢方薬から新薬が生まれるか

　ある漢方方剤が特定の病態に有効であったとして、西洋医学的手法で有効成分を単離することは困難であると予想される。漢方薬は効くのだから、その中から有効な成分を探索し、煎じるのが面倒な湯液や1日何回ものまなければならないエキスにかわる新薬ができないかという人がいるが、個々の成分の薬効というよりはその組み合わせに有効性の鍵があるとするならば、その有効性を単一成分に帰するのは不可能である。アルテミシニンや亜ヒ酸のように、感染症や抗腫瘍薬であれば可能性はゼロとはいえないが。

8-6　生体の情報伝達システムを整える必要性

　生体の情報伝達システムや実行システムに大きな異常のある人では、有効性が低下するか、予期せぬ反応がでる危険があると思われる。西洋薬でもある程度あてはまるが、甲状腺機能異常はじめとするホルモン異常や神経伝達物質の異常（うつ病や統合失調症）では、細胞の反応性が変化するため、このような異常のない人にくらべて漢方薬の薬効が変化するであろう。ホルモンや神経伝達物質の不足や過剰があ

る場合は、漢方薬を処方する前に作用点のはっきり分かっている西洋薬で細胞の環境を整えておくべきである。

　糖尿病や尿崩症の多飲多尿を漢方治療するのは現代ではありえない。欠乏しているホルモンを補ったうえで、なお解決できない病態を漢方的に治療するのがいいだろう。

　西洋薬はほとんどの場合標的分子が分かっており、用量反応関係も知られている。そういった観点から、筆者は複数の標的分子を複数の生薬成分で制御しようとする漢方薬を複数使うよりは、重要な標的分子を西洋薬で制御した上で、なお残存する問題に漢方薬で対処するほうがいいと思う。

8-7　西洋薬の副作用に漢方薬で対応

　西洋薬により解決できない問題や副作用を漢方で対応するやり方はもっと試みられてもいいと思う。

　神経障害性疼痛に対して、日本ペインクリニック学会のガイドラインでは、複数の病態に対して有効性が確認されている第一選択薬として、三環系抗うつ薬とカルシウムチャネル$\alpha 2\delta$リガンドが挙げられている。後者は具体的にはガバペンチン（ガバペン）やプレガバリン（リリカ）である。ガイドラインには忍容性が高いと書かれていたが、これらの薬物で眠気やめまい、ふらつきを訴えて服薬をやめる患者さんもそれなりにいる。

糖尿病性ニューロパシーや帯状疱疹後の疼痛の患者さんに対して、漢方薬で治療して有効であった例も聞くし、それも一つの選択肢であろうが、有効性の実証された西洋薬の副作用を漢方薬で軽減しながら併用するという方がもっと確実な治療効果が得られるように思える。筆者の勤務する杏林大学病院の麻酔科の医師が、神経障害性疼痛患者でおこるプレガバリンによるめまいに対して半夏白朮天麻湯が有効であったという報告を読んで、ペインクリニックの患者さんに処方して手応えを感じ、それを確認すべくラットで実験を行った。ラットの坐骨神経を結紮して神経障害を与え、そのラットにプレガバリンを投与すると平衡感覚障害がおこり、平均台を渡れずに落下することが多くなった。プレガバリンと同時に半夏白朮天麻湯を投与すると落下のエピソードは有意に減少した。ラットの場合、投与して1週間くらいでプレガバリンによる平衡感覚障害はみられなくなったが、半夏白朮天麻湯はプレガバリン投与初期の平衡感覚障害の改善に有用であった（Watanabe K et al Traditonal & Kampo medicine、in press）。

　神経障害性疼痛の患者さんでどの程度のスピードでプレガバリンのめまいに対する耐性ができてくるのかわからないし、痛みの程度によってはプレガバリンを早めに増量したい場合もあるだろう。そのようなときに半夏白朮天麻湯を併用することにより、疼痛管理に十分な量のプレガバリンが投与できれば、患者さんには福音であろう。

8-8　ヒト対象の臨床試験よりは病態の解明を

　さらにこの事例は漢方薬の薬効評価についても示唆を与える。漢方

薬により細胞レベルでの信号伝達の変化を示しても、それが全身的に意味のある病態の改善につながるかはなんとも言えないところがある。例えば、前述の大建中湯により通常は痛覚の受容体と考えられるTRPチャネルが活性化したという実験事実から、この薬物の鎮痛作用を説明するのは難しい。しかし、種差があるとはいえ生体が一つのシステムとして働いている動物で大建中湯が腹痛を抑えたとするなら、症例報告などの臨床知見と合わせて漢方薬の有効性の科学的根拠になるのではないかと考えるのである。そのような場合、細胞や組織レベルでの漢方薬の作用メカニズムが説明できるよう、さらなる基礎研究も行う必要がある。

　半夏白朮天麻湯の例では、動物の平衡感覚を評価するテストを開発した。そのようにヒトの病態を反映した動物モデルをつくり、それで漢方薬の薬効を評価できれば、検証的臨床試験による質の高いエビデンスには及ばないものの、費用対効果の高い方法となるわけで、積極的に取り入れていくべきではないだろうか。

(column)　**漢方薬のプラセボ**

　プラセボは被験薬と外見上区別のつかない薬効のない物質が使われる。

　湯液で臨床試験をしようとすると、臭い、味も被験薬と同じにした薬効のない煎じ液がプラセボになるだろうが、それを作るのは至難の技である。中国からの比較試験でプラセボとして被験薬の1/10量のものを使っている論文を見た記憶があるが、用量反応関係が単一成分の西洋薬ほど明確でないので、プラセボにはならないのではないかと感じた。

第4章

薬物動態からみた漢方薬

ここまで、薬力学の面から漢方薬の作用について述べてきたが、薬物動態について見てみよう。漢方薬のユニークな点はほぼすべて経口投与されることである。他の投与経路と違い経口投与での吸収は主に小腸で行われ、吸収された薬物は門脈から肝臓に運ばれる。小腸も肝臓も異物を排除する仕組みがあり、全身循環に到達する前に大きな関所があるようなものである。小腸上皮は異物を腸管に排泄する輸送体や薬物代謝酵素を備えており、肝臓はいうまでもなく人体の解毒と構成成分合成工場である。生薬の成分で親油性がある程度ないと小腸上皮を通過できないが、親油性が高いものは薬物代謝酵素の基質となりやすい。煎じ薬として水には溶けているが、このうちかなりの成分は親油性が低いために小腸上皮を通過できずに吸収されず、ある程度の親油性があって吸収された成分も、小腸や肝臓で代謝され全身循環には至らないものがある。

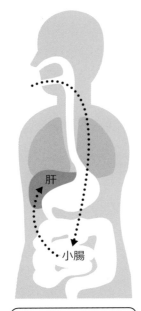

肝

小腸

経口投与の薬物経路

1. 1日3回食前投与がベストか？

　保険適用のエキス剤は食前服用と添付文書には書かれているが、何か食前の方が良い根拠があるのだろうか？食前に投与すると胃から小腸への薬物移行速度は食後に比べて速く、吸収部位に速く到達できることになる。つまり効果発現までの時間が食後服用に比べ短くなる。したがって、一刻も早い対処が望まれる急性期の病態では食前の方がいいかもしれないが、慢性疾患の患者さんでは、いつ服用しようが大きな差はないと思われる。

　また、保険適用エキス製剤では1日2回から3回の服用になっている。西洋薬であれば、有効成分の血中濃度が治療域に入り、毒性域に入らないよう服薬量や間隔を調節する。

　前述のように多成分が複数の標的に作用することが漢方薬の薬効の本態だとすると、薬効の指標となる有効成分を同定し、その用量反応曲線と体内での薬物動態についてデータがないと、適切な投与量と投与間隔を決めるのは困難である。しかも、複数の有効成分の相加、相乗作用により薬効が左右されるとなると、上記のデータがあったとしても漢方薬の服用法を西洋薬に倣って決めるのは不可能である。それを反映してか、医療用漢方エキス製剤の添付文書のどこにも薬物動態の記載はない。

　そうなると、投与量や服用法にも明らかな科学的根拠はなさそうである。傷寒論に書かれているように、症状を手がかりにして服薬を決

める方が、1日3回と機械的に決めるより、漢方薬の投与法として正しいように思われる。傷寒論には、太陽病中風の患者に桂枝湯を投与するにあたり、処方や飲み方の注意とともに、一服で汗が出てよくなったらそこでやめるように、汗がでなければ、続けて服用し、間隔をつめて半日で三服を飲むとよい、などと書かれており、漢方薬が症状の改善を目指すものであれば、それを指標にして服用法を調節することは理にかなっている。

例）一服で汗が出たら終了
　　　出なければ継続
間隔を詰めて半日で三服

機械的な飲み方

症状によって服用法を調節する

2. 漢方薬と腸内細菌

　頻用生薬の一つである人参の主要な活性成分はジンセノサイドとよ
ばれるステロイド配糖体であるが、この成分は腸管から吸収されない
という。では人参含有方剤の人参はプラセボとして働いているのか？

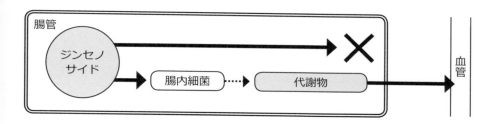

　実はジンセノサイドの腸内細菌による代謝物が人体に吸収されて薬
効を示すということが分かってきた (Nature 480 S88, 2011)。先に挙
げた大黄に含まれるセンノシドも腸内細菌により分解されてレインア
ンスロンとなり、これが大腸刺激作用を示すのである。

　逆に漢方薬の成分が腸内細菌に影響を与えることが薬効の一部とな
るのではないかと考えている人たちもいる。近年炎症性腸疾患の治療
に糞便移植が有効であることが示されており、このルーツは古代中国
（ヒトの便を治療薬として服用させたらしい）だというから、腸内細菌
と中国医学の関わりは深いものがあったようである。漢方薬の効果に
腸内細菌が大きく関わっているとするなら、漢方薬の有効性が腸内細
菌叢の分析で予測できるかもしれない。

また、腸内細菌叢を大きく変えるであろう治療、たとえば抗菌薬や
プロトンポンプ阻害薬の投与は漢方薬の効果に影響を及ぼす危険があ
る。現実の治療の場ではこれらの薬物と漢方薬の併用は行われている
が、もし漢方薬の薬効に変化があれば、腸内細菌への影響も考慮すべ
きであろう。

第5章
漢方薬の薬理学的な解明をめざして

　多成分が多くの標的分子に結合してシステムとしての薬効を示すと考えられる漢方薬は、こうした見方や分析手法をもたない人からみれば、エセ科学やプラセボと捉えられがちである。だからといって、漢方薬の薬効を生薬の1つあるいは少数の成分に帰するのは無理がある。

　漢方薬の薬効の科学的な解析には、すべての化学物質や代謝物を定量するプロテオミクスやメタボロミクスの手法とそれを統合して生物学的な意味を持たせるシステム生物学の手法が不可欠であると考える。

　システム生物学は、システムバイオロジー、システムズバイオロジーとも呼ばれ、**人体を一つのシステムととらえて統合的に理解しようとする**新たな生物学である。システムといえば、機械が代表的なもので、例えば、いろいろな金属やプラスチックなどの分子でできた部品の集合体として自動車があるが、自動車が自動車として機能するためには、部品同士をどのように相互作用させ、制御するかが重要である。人体も、構成要素である蛋白質、脂質、糖、核酸などの分子からできてい

る細胞の集合体であるが、人体全体としての働きを理解するためには、細胞の中での分子のふるまいや細胞と細胞の相互作用、近隣の細胞同士で成立した機能単位である臓器の働き、さらに臓器と臓器の相互作用と各段階での制御の仕組みの解明が重要である。

　古典的な生物学研究は、単純なモデルを作ってそれを解析する手法で発展してきた。病態の原因となる分子を決めてそれを調節することによって病気の治療をしようという、西洋薬の分子標的薬の創薬の発想は、病態の簡略化であり、これまでの生物学研究の方向と合っている。一方、様々な標的分子を同時に調節することで、人体にある変化を起こさせるのが漢方薬の働きだとするなら、単純化した病態モデルではその効果を評価できず、分子、細胞、臓器のネットワークをどのように動かして、人体全体にどのような変化をおこしたかを見なければならない。それはまさにシステム生物学の領域であり、この手法が漢方薬の働きを理解するのに有用であると思われる。

　そのような試みとして麻黄湯のウイルス感染モデルラットへの治療効果を分析した論文がある（Systems Biology and Applications 3:32, 2017）。質量分析計で麻黄湯エキスに３５２の化学物質が同定され、同薬を投与されて１時間後と８時間後のラット血漿中に、それまでには存在しなかった113の化学物質が同定されたが、そのうち19が麻黄湯エキスに含まれ、94は代謝物か麻黄湯の服用により体内で作り出されたものであった。麻黄湯は炎症性サイトカインである TNF α や IL1 β の産生を抑制し、炎症に関わるプロスタグランジン経路も抑制していた。

臨床で漢方薬の有効な患者さんは確かにいて、投与前後での症状の改善ははっきりしている。このような患者さんを上記の論文のように解析していくことで漢方薬の作用機序や"不定愁訴"とされていた患者さんの症状の病態生理が明らかになるはずである。

　ランダム化比較試験により、現代医学に通用する漢方薬のエビデンスを確立しようとする試みに反対するものではないが、漢方薬の改善する症状を現代科学で定量できるものに落とし込んで、適切な対象患者を決めないと失敗する危険性がある。

　西洋医学的な診断の病名をもとに対象患者を決めるのは、漢方薬にとって不利である。逆に、漢方薬の適応になる"証"を、画像診断なり、生体バイオマーカーなりで客観的に決定できるようになれば、漢方薬にとってフェアな臨床試験ができるというだけでなく、多くの医師にとって漢方薬がより使いやすくなるであろう。

　ランダム化比較試験は、多くの費用がかかる。生体のいろいろな階層で蛋白質や遺伝子のデータを経時的に取得し、それをコンピューターで解析するシステム生物学も決して安価な手法ではないが、全ゲノム解読の費用の急速な低下を見ていると、この手法で漢方薬の薬理作用を明らかにできるのではないかという希望を抱くのである。

　漢方薬という先人からの経験の集積を、ようやく人体という複雑系の解析ができるようになった現代科学で解明し、多くの患者さんの病態が改善できるようになってほしいと願いつつ筆をおく。

附録

これから 〜 東西医学のすれ違い 〜

　この本の校正の最中に、Nature 誌 2019 年 6 月 6 日号の Editorial に、traditional Chinese medicine (略して TCM,　中医学のことである。残念ながら海外では Kampo medicine よりもこちらが広く使われている) についての記事を見つけた。

　WHO は、国際的な疾患分類である International Classification of Diseases (ICD) の最新版、ICD-11 に、東洋伝統医学の章を加えた。これには慶應大学の渡辺教授をはじめ、日本の漢方界も貢献している。

　ところが、Nature 誌は、ICD-11 に東洋医学の章を加えたのはよくないのではないかと言うのである。中国が大金を使ってエビデンスを集め、東洋の伝統医学を近代化した TCM に標準化しようとしているが、きちんとしたランダム化比較試験に基づく検証がなされていないとの懸念が表明されている。TCM が気や経絡といった理論に基づいていることから、大方の西洋の医師は科学的に怪しいととらえており、有効性のエビデンスはしっかりせず、往々にして重大な副作用がおきる、とも書かれている。

そうした批判に対して WHO は、TCM と西洋医学の両方の診断をつけられるようにしただけで、治療法については触れていないと反論している。しかし、中医学や漢方医学では診断、すなわち証の決定は治療に直結するわけで、WHO の反論は詭弁のように聞こえる。

　実際に ICD-11 を見てみると、spleen deficiency（脾虚のことであろう）などが出てくる。西洋医学のトレーニングを受けた医師にとっては、spleen、脾臓は免疫組織であり、spleen deficiency といわれても何のことだか理解出来ないであろう。五臓論がストレートに英訳されており、Nature 誌が書いているように、科学的根拠のない哲学を正当化する危険があるといわれても仕方がない。

　しかしながら、彼らは伝統医学の利点を生薬から新薬が生まれる可能性がある点でしか考えておらず、西洋医学の土俵でのランダム化比較試験による検証の必要性を葵の御紋のように振りかざしている。

　本書でたびたび述べてきたように、漢方にしろ TCM にしろ、その生薬から有効成分が単離されて西洋薬のように使える可能性は低く、生薬の足し算でシステムを治療していることが主体であるとするならば、それにふさわしい対象をみつけて臨床試験を行わないと、有効性が認められる可能性は低いであろう。

　ICD-11 により西洋医学的診断と TCM による診断が併記できて、そのような患者の経過を追うことができれば、TCM の薬効について病態と関連付けて解析できて、臨床試験へとつなげることができるかもし

れない。TCM の治療にプラセボのようなものもあるように書かれているが、日常の漢方治療において、ある方剤で無効でも、別の方剤で効くことはよく経験する。プラセボ効果はどちらの方剤にも同程度あったであろうから、効果の違いは真の薬効である可能性が高いのではなかろうか。

これを読んで、西洋医学の側からの東洋医学への風当たりは非常に強いものだと感じた。東洋医学は古い哲学のみに頼らず、漢方薬の科学的な作用メカニズムを明らかにすべく努める必要があるし、西洋医学からもシステムバイオロジー的な見方で、全く発想の異なる医学を排除するのではなく、取り込んで解明していく必要があると思う。

あとがき

薬理学からの漢方論にお付き合いいただきありがとうございました。

　杏林大学に赴任する前、私はアメリカのハーバード大学やカリフォルニア大学サンディエゴ校で腎臓の発生の研究をしていました。ある細胞からの分泌液を腎臓のもととなる小さな管にかけるとそれがまるでサンゴのように枝分かれして成長します。その分泌液から分岐成長因子を同定しようと何年も費やしましたが、同定には至りませんでした。クロマトグラフィーでいくつかの分画に分けて、活性のある分画をつかまえるのですが、それをさらに分画すると活性がどこかにいってしまうのです。

　この分泌液は複数の成分の組み合わせで効いているに違いないと思い、カリフォルニア大学サンディエゴ校でのシステムバイオロジーのいろいろなセミナーで勉強しました。漢方薬はこの分泌液に似ており、その解析にシステムバイオロジーが応用されている論文を読んだとき、deja ve（既視感）を強く感じました。腎臓発生の基礎研究と、臨床の漢方薬とがこんな形でつながるとは予想もしませんでした。

サイエンス漢方研究会を立ち上げられた、日高徳洲会病院の井齋先生が、漢方の勉強はどうするのかという質問に、現代医学のジャーナルを読むとお答えになっていた記憶があり、我が意を得たり、と感じました。

　東洋思想をいくら勉強しても、病態の分子レベルの理解には到達しないでしょう。附録に書いた通り、西洋科学の言葉で説明できなければ、グローバルなものにはなりません。それでは、長年の東洋の叡智の結晶である漢方薬が正しく評価されず、人類にとって損失だと思います。

　第5章に書いたように、システムバイオロジーが東西医学の架け橋となってくれたらと願います。そこから得られる成果も含め、現代の医学の進歩についていきながら、漢方診療の研鑽を積んでいきたいと思います。

著者プロフィール

東京大学医学部卒業。
聖路加国際病院内科、虎の門病院腎センター内科、
東京大学付属病院第3内科勤務の後渡米。
ニューヨーク市ベスイスラエル病院内科レジデント修了後、
ハーバード大学医学部ブリガムアンドウィメンズ病院腎臓内科リサーチフェロー、
カリフォルニア大学サンディエゴ校医学部腎高血圧部門研究員を経て帰国し、
杏林大学医学部薬理学教室教授（現職）。

医学博士、日本内科学会総合内科専門医

薬理学からみた漢方薬

2019 年 5 月 28 日　第 1 版発行

著　者	櫻井裕之
発行者	檜山幸孝
制　作	竹本夕紀（ブックデザイン・イラスト）

発行所　　株式会社 あかし出版
　　　　　101-0052 東京都千代田区神田小川町 3-9
　　　　　http://www.akashishuppan.com
　　　　　総務部　939-8073 富山県富山市大町 2 区 1-7

© Hiroyuki Sakurai 2019
ISBN 978-4-908740-07-7　　Printed in Japan